Guide to
Health Self-Management Activities

傅　华　傅东波　丁永明　编著

健康自我管理
活动指南

復旦大學 出版社

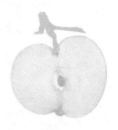

前　言

通过 10 多年的慢性病自我管理的研究和实践，这种自我管理形式的有效性和可行性已经得到了充分的证实。以随机试验研究设计对慢性病自我管理项目的效果进行了评估，结果表明参加者较未参加者在健康行为（锻炼、用认知性方法进行症状管理、与医生的交流）和健康状况（自述健康、疲劳、失能、社会/角色活动、对健康的担忧）方面有所改善、参加者的住院天数也有所下降。据初步统计有 4 多万人参加了慢性病自我管理课程的学习。

《健康自我管理活动指南》是"慢性病自我管理"小组活动拓展为《健康自我管理》以后，供"健康自我管理小组"小组长使用的材料。它沿袭"慢性病自我管理"的理论，以小组为平台，让组员针对一些共同的健康问题，通过共同享有和共同监督的形式，学会处理健康问题的方法，养成良好的健康行为，从而预防疾病，提高健康水平和生活质量。作为"活动指南"，主要是提供在课程实施过程中的指导。有关"健康自我管理"的科学知识，将由《健康自我管理手册》阐述。有关"健康自我管理"活动的开展，要沿用"慢性病自我管理"的基本思路，即在充分进行社区动员，招募"健康自我管理小组"组员的基础上，选好小组长；然后对小组长进行培训,再由小组长来组织管理"健康自我管理小组"的活动。但是,既然"慢性病自我管理"已向"健康自我管理"拓展,其内容就不仅是针对慢性病的问题,而是一些有共性的健康问题。所以,本指南所设计的课程摆脱了原来仅针对慢性病问题的局限,重点介绍了健康自我管理需要的技能、常见健康行为的危险因素、心理健康,以及一些与管理慢性病有关的常识。在实践过程中,我们结合目前的具体实际和参与者的一些建议,在时间和内容上做了部分调整。

健康自我管理课程的设计要求它必须与《健康自我管理手册》一起使用。建议只有经过正式培训过的人才可以指导本课程。

在拥有一本详尽的小组长手册的情况下,一般的非专业卫生人员也能如同专业卫生人员一样,有效地指导健康自我管理课程的实施;健康自我管理课程的教授过程与它的内容同等重要。

由于编写比较仓促,问题肯定不少。希望读者能提出宝贵意见,以便进一步完善。

目录

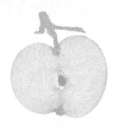

小组长职责

☐ 在每节课开始前应张贴教学日程安排。

☐ 严格遵守每一课堂活动所规定的时间。

☐ 在进行第 2 ～ 10 课时，要让每一个参加者在每一课学习过程中都制订一个行动计划，并进行计划执行后的反馈，千万不能忽略这些。

☐ 若有不愿参加活动者，要耐心鼓励其参与，但不应强迫其参与。

☐ 每次活动时请记住都应带头从自己开始，给组员起榜样作用，特别是在制订行动计划和反馈执行结果时。

☐ 在应用个人例子时，谈论您自己的时间不要超过 1 分钟。

☐ 鼓励组员提问，当自己不知如何回答时，告诉他们您会在下周活动时告知答案。请向本项目协调人和培训者或其他小组长求教。

☐ 组织讨论以避免一言堂。

☐ 不要让讨论脱离所针对的主题。

☐ 鼓励组员自行检查自己的学习效果和经验，并与其他组员交流。

☐ 问题必须先在学习小组内进行讨论（如通过快速反应法来解决）。

☐ 在每一次课上，用口头或肢体语言（眼神、点头示意）鼓励每一位组员。

☐ 如果有人缺席，应去电话询问到底出了什么问题（注意要用"我"语句，参见 p81）。

☐ 不要在课程中加入任何其他内容，也不要带未经过培训的其他人员来指导本课程！

☐ 如果有疑问，请与本项目的协调者、培训者联系。

第一课

 目的

- 介绍组员相互认识。

- 向组员讲述自我管理的一般原则。

- 了解组员因患慢性病所引起的各种问题。

- 了解健康及影响健康的因素。

- 鉴定和强调各种慢性疾病的共同问题。

- 让组员了解到行动计划是一个最关键的自我
  管理工具。

 目标

在这课结束时，每位组员应该能够：

- 明确健康及影响健康的因素。

- 明确一系列各种不同慢性病的共同问题。

- 制订出下周自我管理行为的行动计划。

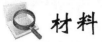 # 材料

● 挂图
● 空白名字卡（可重复使用，因为您每周都要用到它）
● 黑板架／白纸、水笔、粉笔
● 每位一本《健康自我管理手册》
● 铅笔和纸巾
● 准备小纸片（5 cm×5 cm），有多少人参加就准备多少张，在每张小纸片上面写1个数字，每个相同的数字写2张，如1,1，2,2，3,3……N＝总人数/2

 # 课程安排

（在上课前张贴此课程安排）

活动1：自我介绍（30分钟）

活动2：课程概述和组员的任务（10分钟）

活动3：健康结伴同行（5分钟）

活动4：健康及影响健康的因素（10分钟）

课间休息（10分钟）

活动5：健康自我管理原则概述和任务（10分钟）

活动6：介绍目标设定（20分钟）

活动7：制订行动计划（25分钟）

活动8：结束（5分钟）

活动 1　自我介绍　　　　30 分钟

方法：

● 讲课

● 组员自我介绍

1. 当组员到来时，发给名字卡。让他们填写其愿被称呼的名字（名字或绰号），名字必须大而清楚，使房间内的每个人都能看清。

2. 欢迎组员并解释我们都将进行自我介绍和讲述自己所患的慢性病，以及这些疾病给自己日常生活带来了什么问题。

自我介绍：在您的自我介绍中，说出一个您自己不良的生活方式，或所患慢性病的病名及由此带来的 2 ~ 3 个问题。注意用词，您是在向组员做示范，他们应该怎样介绍他们自己（您所做的每一次示范都很重要，小组长有必要在每一次内容开始前做示范），不要详述您的特殊问题。可以这样说："我

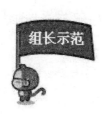

组长示范

是 × × ×，我有肺气肿。肺气肿给我带来的问题是：我必须减慢行走速度，而且不知以后将会如何发展。"

3.组员自我介绍。让组员写下其不良生活方式或慢性病带来的 2 个或 3 个最严重的后果。然后让每个人作自我介绍并交流所写的内容。注意不要让他们详述自己的疾病，如果他们没有这样做，那么提醒他们您只想让他们简单提及而不是详细说明。

两个小组长应配合好。一个负责主持组员介绍活动，另一个负责如表 1 那样，列出组员说出不良生活方式会引起的慢性病或他们现在所患的慢性病带来的问题。在所列的问题被再次提及的时候，就在问题上打个钩。

表 1　主要慢性病的共同危险因素

危险因素	慢性病			
	心脑血管疾病	糖尿病	肿瘤	呼吸道疾病
吸烟	√	√	√	√
饮酒	√		√	
营养	√		√	√
静坐生活方式	√	√	√	√
肥胖	√	√	√	
高血压	√			
血糖	√	√	√	
血脂	√	√	√	

常见慢性病及其共同危险因素之间的内在关系如图 1 所示。

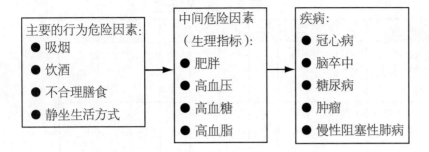

图1 常见慢性病及其共同危险因素之间的内在关系

4. 向全组指出虽然他们有不同的不良生活方式或患有不同的慢性疾病，但他们关注和担心的大部分问题是相同的。并且告诉他们：我们的健康管理小组就是要学会处理这些共性的问题。

活动2 课程概述及组员的任务 10分钟

方法：

● 讲课

1. 应用表2向大家介绍本自我管理课程的内容及安排。重点讲述那些与组员在表1中提到的问题相关的内容。再让他们看一下在本课开头时他们自己说到的问题（见表1）。

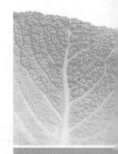

表 2 课程概要

内容	1	2	3	4	5	6	7	8	9	10
自我管理和慢性病的概述	√									
目标设定/制订行动计划	√	√	√	√	√	√	√			
反馈/解决问题		√	√	√	√	√	√			
健康及影响健康的因素	√									
锻炼的介绍		√	√							
改善呼吸			√							
处理生气/害怕/灰心沮丧			√							
放松/症状管理			√	√	√	√	√	√	√	√
戒烟				√		√				
限酒				√						
平衡膳食					√					
自我交谈					√					
交流的技巧					√					
烹调的技巧						√				
急救的处理						√				

续表

内容	1	2	3	4	5	6	7	8	9	10
寻找和利用社会资源						√				
压力的管理							√			
四季健康								√		
食品安全								√		
药物使用									√	
如何管理检验报告									√	
告诉卫生保健人员信息										√
与医生配合									√	
将来的打算									√	

2. 如果组员指出他们感兴趣的内容没有包括在内（如手术或医学研究），请告诉他们要得到这些信息可以向有关医生请教。同时可在《健康自我管理手册》一书中找到有关内容。

3. 介绍组员的学习任务（表3）。

表3 任 务

● 按时参加每次课，不缺席。

● 随意提问（如果我们一时不能解答或因时间所限，我们会把问题记下来，将在以后给您回答）。

● 完成家庭作业（作业无须打分，但却能帮助您巩固课程，收获更大）。

● 对一项新的活动内容至少应尝试2周的时间（在决定这项活动是否对您有效之前）。

● 制订并完成周行动计划（在本课的后面部分我们会更详细地讨论）。

● 每周跟您的伙伴联系（您需要在小组内找个伙伴，互相提醒和鼓励完成周行动计划）。

4.告诉组员在下几次课中会讨论他们希望达到的目标。今天晚些时候我们将制订出一个短期目标，所以他们现在最好想一下目前最想做什么。

活动3 健康结伴同行   5分钟

方法：

● 游戏

1.首先询问大家是否有特别熟悉和愿意结伴的人，如邻居、好友，如果有，让他们两两结对。

2. 拿出事先写好号码的纸片，让剩下的组员每人随机抽取一张，相同号码的组员结成对子（每个号码有两张）。

3. 让结成对子的组员彼此握手，再次相互介绍，彼此珍惜这份缘分。从现在起就要结伴同行，互相提醒和鼓励完成周行动计划。

活动 4　健康及影响健康的因素　　10 分钟

方法：

● 讲课

● 集体讨论

● 资料阅读：《健康自我管理手册》第一章

1. 集体讨论 (头脑风暴法)：什么叫健康？（在讨论前，简单介绍什么是头脑风暴法，可利用衣架进行简单演示。）

头脑风暴

在讨论后，确保包括了以下内容：健康是身体、心理和社会幸福的完好状态，而不仅仅是没有疾病和虚弱。

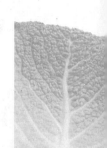

2. 讲课。健康可以概括为五个部分，也就是五个维度：躯体 、情绪、社交、智力、精神。健康

是接受上述五个维度资源，并把它们应用到日常生活中的能力，从而确保了您人生的生活质量并使您感到幸福。请记住，您健康资源的融合是一个无尽的过程。

3. 集体讨论(头脑风暴法)：影响健康的因素有哪些？哪些是健康的生活方式？

在讨论后，确保包括了以下内容：合理膳食、适量运动、戒烟限酒、心理平衡四个方面。详细内容将在后面的章节介绍。

头脑风暴

请组员说出自己有哪些不良的生活行为方式，是否想改变这些不良生活行为方式。

课间休息   10 分钟

活动5　健康自我管理原则概述和任务   10 分钟

方法：

● 讲课

1. 健康自我管理是指个人在专业人员的支持下，综合运用管理学和行为学的理论为促进和维护自己的健康而采取的决策和行动。通过计划、组织和控制的过程，针对我们自身影响健康的问题，采取有效的措施，养成良好的健康生活方式，从而达到幸福健康一生的目的。

2. 健康自我管理指愿意根据自我情况学习，并担当每天的保健任务，使自己过一种更充实快乐的生活。它针对自己一些不良生活方式和慢性病引起的问题来组织并执行自我管理计划。

（1）需要积极地参加健康自我管理课程为我们所设计的内容。

（2）对我们的健康状况负责包括：

● 上课时告知自己的情况，及时提问、阅读等。

● 参加制订治疗计划，汇报健康状况，与医生交流我们的表现和目标，与健康保健人员保持联系。

● 相信生活是有意义的，尤其是要适应患病后的生活。例如得了高血压以后，不得不放弃吃咸菜的嗜好，这虽然使吃饭口味差了，但是我们却可因为改变了不良习惯而高兴。

● 明确认识到会有情绪波动。情绪不良并不是本课程造成的，而是所有健康改善过程中都会遇到的情绪波动。

● 就我们每天遇到的问题和变化向他人寻求帮助。

● 设定目标并向其冲刺。

3. 积极的健康自我管理者的任务。对待健康可能有两种态度：一种是我们什么都不做，听之任之；另一种做法是通过努力，提高和维持整个身体健康，以重新获得和保持过去拥有的快乐。不管怎样做,我们都是在管理自己的健康。我们的选择决定了是成为一个消极的健康自我管理者，还是一个积极的健康自我管理者。如果您选择积极的管理自己的健康,那一定要愿意做好以下 3 个自我管理任务（表 4）。

表 4　自我管理任务

> ● 克服一些不良的生活习惯和照顾好您所患的疾病（如按时服药，加强锻炼，就诊，改变饮食习惯）。
>
> ● 完成您的日常活动（做家务、工作、社会交往等）。
>
> ● 管理您因患病所致的情绪变化（疾病可能引起您的情绪变化，如愤怒、对未来的不确定感、对未来的期望和生活目标的改变以及偶尔的情绪低落。这些情绪变化在您的家庭成员及朋友中也可能发生）。

本课程的目的就是要教授自我管理技能，使之能帮助我们完成这些任务和塑造健康的生活方式。

活动 6　介绍目标设定　　　　　20 分钟

方法：

● 讲课

● 讨论

1. 最重要的自我管理技能之一就是"目标设定"。所谓目标是我们在未来 3 ～ 6 个月中想要完成的事情。如将血压控制在 130/85 毫米汞柱 (mmHg) 以下；学会打太极拳；养成每天喝 6 ～ 8 杯水的习惯。人生的每一个阶段都有一定的目标，如小学生的目标是考入重点中学；中学生的目标是考入理想的大学。可以说，没有目标，人生便失去了方向。因此，对于我们来说，在管理自身健康的过程中也应该用目标来指引我们的行动。现在，让我们花 1 分钟想一想我们最近 3 ～ 6 个月内要实现的 1 个或 2 个目标。

2. 与组内的其他部分成员讨论和交换各自的目标。

3. 目标往往较大，不能够一下完成。所以应该学会将目标分解为更小的、更具体的、更易操作的几个任务和步骤来执行。

利用一个组员的目标（有必要的话准备一个您的目标）作为例子讲解如何分成几个步骤来做。例如，某人的目标是减轻体重5公斤，可通过：① 每天散步30分钟；② 每周素食3天；③ 控制睡眠时间等步骤来达到。

4. 找到了实现目标的具体步骤之后，下一步就要马上行动！从中选定一个您本周要做的事情，制订一个周行动计划（表5）。

表5　行动计划的组成部分

● 是您想要做的事情（不是别人认为您应该做的，或您认为您不得不做的）。

● 合理（是本周您预计可以完成的事情）。

3. 改变特定行为（如降低体重不是一个行为，散步是一个行为）。

● 需回答以下问题：

做什么？（如散步）

做多少？（散步30分钟）

什么时候做？（晚饭后）

一周做几次？（4次）

● 自信心7分或7分以上（您将完成整个行动计划的信心有多高，0分表示"一点也不自信"，10分表示"完全自信"）。

5. 课前准备：小组长们应事先准备好各自的行动计划，**请牢记：小组长们的行动计划是全组其他成员的榜样和示范。**小组长的行动计划应该围绕课上所教的行为（如锻炼或者放松技巧）和对组员有实际帮助的行为。注意您的行动计划中，该行为应每周做 3 ~ 4 次，而不是做 5 ~ 7 次。小组长们要当场按组员将被要求的那样，表演一下如何制订周行动计划。

6. 小组长"A"问小组长"B"他（她）本周的行动计划是什么。小组长"B"说出他（她）的行动计划，接着小组长"A"询问小组长"B"完成全部计划的自信心有多高？（按照表5中所述询问。）然后两个人交换角色，由小组长"A"讲述他（她）的行动计划。最后指出：您要做的行为、做多少和什么时候开始，都必须非常具体。

组长示范

7. 着重强调行动计划必须具备以下要素：

● 进行自己想做的事。

● 合理，即应该是自己预计在下周能够做到的事。

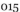

● 行动计划通常是（但不总是）为了完成某一长期目标。

8.把小组成员分成对。组员们可根据各自的兴趣结成对子，家庭成员之间不要作为搭档。每一对应互相帮助，像小组长"A"和"B"示范的那样，制订出周行动计划。

每个小组成员都要在10分钟后向全组报告各自的行动计划。在4分钟的时候，小组长应提醒大家1分钟之后交换角色；在5分钟的时候叫组员交换角色；当进行了9分钟时，应提醒大家还剩下1分钟。

9.重新召集全组。让小组成员将他们的行动计划写下来。用于填写行动计划的可参见表5。**组员可能希望能在上课的地方将此表格复印几份，但小组长不要向他们提供表格复印！（因为这是一个自我管理的学习班。）**

活动7　制订行动计划　　　　　　　　　　25 分钟

1.让小组成员朗读他们的行动计划并说出他们完成该行动计划的自信心有多高（10分为非常自信，0分为一点也不自信）。要向大家重点指出这些数字并不是指他们认为自己能完成整个计划的百分率。而是指他们能完成一周的整个计划的自信程度。如果是7分及7分以下，便要分析和解决其不自信的原因并建议他（她）调整行动计划（为了帮助他们制订行动计划，可参考上述表5的行动计划组成）。

2. 如果有人不能写出一份清晰的行动计划（如具体的活动、每天锻炼的时间、每周进行的天数），在小组长给他提供帮助之前，先请小组的其他成员提供一些建议。不要在任何一个人身上花多于 3 分钟的时间。如果他们有较多的疑问，可在课后找他单独交流讨论。

3. 告诉组员，小组长会在下一周内给他们打电话，督促他们完成所制订的行动计划。

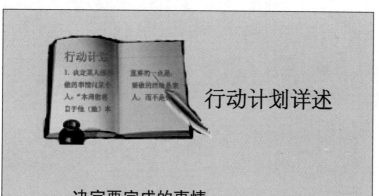

行动计划详述

一、决定要完成的事情

问小组成员"本周您想干些什么？"很重要的一点，活动应是来自小组成员本人，而不是您的。这一活动不一定是课堂上所教的内容，而应该是组员自身为了改变某种行为而想要做的事情。不要让他们说："我将尽量……"每个人都应该这样说："我将做……"

二、制订计划

这是制订行动计划较困难和最重要的一部分。若无这部分，那么第1部分也就毫无意义了。一个计划应包括以下所有的内容。

1. 组员要干的是什么？（如您将散步、节食）

2. 做多少？（如在街道散步15分钟等）

3. 何时做？再次强调，时间必须具体（如午饭前，淋浴时，下班回家后）。

4. 一周做几次？这里有些复杂，大多数人会说每天都做。制订行动计划，最重要的是要保证成功。因此，最好承诺每周做4次，宁愿超过您的承诺，每周做到5次，而不要一下决定每天都做，但实际上有一天没做，这周只做了6次。请记住！计划执行的成功和因此产生的自信心的提高，甚至比实际做某一行为更为重要。

三、检查计划执行情况

行动计划一旦制订好了，要问问组员"若从0～10分评分（0分表示毫无信心，10分表示非常自信），您对完成整个行动计划（一字不差地重复一遍组员所订的计划）的自信心有多高？"

如果回答在 7 分或以上，那么这份行动计划应该是合理、可行的。这时组员可把它填写到行动计划合约表上。

如果回答低于 7 分，那么这份行动计划需要重新审订。可问组员："为什么您不能肯定可以完成整个行动计划？您现在能预料到影响您成功的一些问题吗？"然后对这些问题进行讨论。向其他小组成员询问是否有解决该问题的好办法。您应该在没有人有好办法时，才最后提出您的建议。一旦问题解决了，可让组员重新订出行动计划并重复第 3 部分的过程，检查该行动计划。

活动8 结束   5 分钟

请小组成员回顾一下今天所做的，并在下周内阅读《健康自我管理手册》的第一章和第二章。解释一下这是一本阅读材料。我们的课程不是完全根据书上的顺序进行的。

注意：

● 制订行动计划的过程可能很麻烦并且非常费时，但它很有用，且值得去做。第 1 次您和全体组员一起制订行动计划，每人花 2～3 分钟，订计划是一项可学习并能掌握的技巧。您的小组成员很快就会说"我这周将要做 ×××，一周做 4 次，在午饭前做。我的自信心有 8 分"。这样在完成了 2～3 个行动计划的制订之后，每个组员制订行动计划所需的时间可减少至不到 1 分钟。

● 提醒小组成员每天记录下他们的行动计划执行的情况并在下周上课时带来。

● 提醒他们本周内小组长会给他们打电话，询问行动计划执行情况。

● 请小组成员每周都把他们的书带来。

● 谢谢他们到来并收齐名字卡。

● 组长要在课后多待 15 分钟左右来回答组员可能的提问和整理房间。

小组长本周将打电话给小组成员以鼓励他们完成其行动计划。小组长们要把组员一分为二，每个小组长各负责联系一半。这样做是为了示范在以后小组成员之间如何互相打电话，相互鼓励和支持。电话要简明扼要，如："喂，我是健康自我管理班的 ×××，本周您散步的行动计划执行得怎么样了？""我的行动计划是本周游泳 3 次，到目前为止我已经游了 2 次，您看，事情进展得还不错。""我期待着在下次课上听到您的成功的消息。"

第二课

 目的

- 向小组成员介绍解决问题的技巧。
- 向小组成员介绍锻炼的好处。
- 向小组成员介绍不同的锻炼类型。
- 帮助组员学会监测和改善耐力锻炼计划。
- 帮助小组成员选择合适的锻炼项目，制订健身计划。

 目标

在本课结束时，组员将能够：

- 说出至少 5 项锻炼的好处。
- 通过选择一个长期锻炼的项目来制订一个健身计划。

● 能知道可用于健身计划中的关节屈曲性 / 力量强化和 (或) 耐力锻炼项目。

● 能说出"锻炼过量"标准，说出 3 种监测耐力锻炼的方法。

● 扩充及修改他们的耐力锻炼计划。

● 制订下一周的行动计划。

 ## 材料

● 挂图

● 名字卡

● 黑板 / 白纸、水笔或粉笔

●《健康自我管理手册》

● 纸巾

 ## 课程安排

（在上课前张贴此课程安排）

活动 1 : 反馈 / 解决问题（20 分钟）

活动 2 : 锻炼的介绍（10 分钟）

活动 3 : 如何开始一个锻炼计划（10 分钟）

课间休息（10分钟）

活动4：耐力锻炼（10分钟）

活动5：怎样监测锻炼（10分钟）

活动6：制订周行动计划（20分钟）

活动7：结束（5分钟）

活动1　反馈/解决问题　　　　20分钟

注意：鼓励组内所有成员积极参与。花在每个人身上的时间不应超过 3 ~ 5 分钟。较早开始讨论他们行动计划的组员可能要比其后的人花费更多的时间。如果有 2 个人遇到同样的问题，他们可以一起解决，也要掌握好时间。不要在认为自己有"真正"的问题的人身上花费过多的时间。您可礼貌地对他（她）说："时间有限，您可以在休息时再找他讨论，并继续询问其他人的情况。"

1. 询问每个人（从您自己开始，作为其他人的示范，但应尽量简短，不愿说则不必勉强）：

（1）首先，每个人向大家宣布各自上周的行动计划。

（2）谈谈自己的行动计划完成的情况如何。

（3）描述一下在完成行动计划过程中遇到的

问题。

2. 如果遇到了问题，他们自己是否知道了一些解决的办法，是否尝试过某种办法和措施？

3. 询问组内是否有人也曾遇到过同样的问题。有的请举手（这里不一定要与他们的行动计划有关）。

4. 要求大家集体讨论（头脑风暴法），有哪些解决问题的办法。把这些办法写在黑板上或大白纸上，或让有问题的人将这些解决办法写在纸上。对这些建议小组长不应有任何点评和讨论。小组长也可在其他组员充分参与讨论、提出建议后，给出自己的建议。

5. 询问最早提出问题者是否愿意采用上述的一些建议。如果愿意的话，愿意用哪一个？并建议他（她）将有帮助的建议记录在行动计划合同表上。如果没有找出可行的建议，您可以告诉他（她）您会在休息时和他再讨论讨论，等等。记住，不要在任何一个人身上花费太多时间。他若说了2或3次"可以，但是……"，您就应该转向下一个组员。

6. 在整个自我管理课程中，我们都将用我们刚才使用过的方法来解决组员遇到的各种问题。"解决问题"是自我管理和日常生活中最重要的工具之一。可利用组员遇到的问题或自己的一个例子来讨论表6的内容。

表6 解决问题的步骤

1. 发现问题：这是最重要的一步。比如说，有人也许认为工作上表现不良是他们的问题，但实际上真正的问题是疲劳影响了他（她），使他们不能将注意力集中到工作上。

2. 列出建议：用来解决问题。例如，消除疲劳可通过在中午的时候散步来增进他（她）的健康状况；或在午休时间提供一个可供他（她）小憩或休息的地方；或向医生了解一下他（她）所用的药中是否有能引起疲劳的药物；或者查阅有关情绪低落的资料看看疲劳是否由于情绪低落所致。

3. 选择其中一种方法进行尝试。例如，在中午的时候散步可能有助于他（她）身体变得更适宜，也能帮助确定他（她）是否情绪低落。如果是因为情绪低落引起的疲劳，他（她）的疲劳感会在散步后有所减轻。

4. 评估试用的结果。

5. 换用另一个建议：如果第一个不起作用的话。

6. 向别人寻求帮助：如果您自己的办法不能解决问题的话，请向您的朋友、家人和有关专家征求意见。

7. 接受这个问题目前还无法解决的事实。日后可再次试用别的办法来解决这个问题。

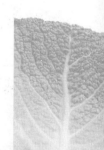

7. 简要地回答组员上周遇到的一些问题。

活动2　锻炼的介绍　　　　　　　10分钟

方法：

● 讲课

● 讨论

● 集体讨论

● 资料阅读：《健康自我管理手册》第五章

1. 这一课中，我们将讨论为健身和乐趣而锻炼的内容。健身不仅是无病者的专利，患了慢性病，不能成为您不健身和阻碍您从锻炼中获得快乐的理由。事实上，健身和锻炼是您最重要的自我管理的工具之一。

头脑风暴

2. 集体讨论(头脑风暴法)：为什么锻炼很重要？在讨论后，确保包括了以下几点：

● 增强心血管系统，如心脏、肺和血管的功能。

● 增加肌肉的力量。

● 提高机体的耐力。

● 提高关节的屈曲性。

● 有助于减轻体重或控制体重。

● 有助于减轻疲劳。

● 有助于改善睡眠。

● 有助于机体的平衡和协调性。

● 能减少焦虑和情绪低落。

● 有助于一些功能的重新恢复。

● 有助于预防便秘发生。

3. 一个好的健身锻炼计划可以使您获得以上的全部好处，甚至更多。这种锻炼计划由三部分组成（表7）。

表7　健身锻炼的三部分

1. 热身运动：为的是提高肌肉的力量和伸缩性；同时让心脏和肺为接下来进行的耐力锻炼做好准备。对有严重的功能受限的人来说，他们也许只能做一做热身运动。

2. 耐力锻炼：改善心血管系统的功能和控制体重。

3. 放松整理运动：能使身体放松、避免肌肉酸痛和心律失常。

4. 健身锻炼计划是千差万别的。它可以少到每小时只锻炼1分钟，也可以多达每天锻炼1小时、每周锻炼5天。例如您的锻炼计划可以是先做一些伸展性运动、慢走作为热身，紧接着快速步行几分钟，然后又是几分钟的慢走和伸展运动。或者先做几分钟的手和上臂运动，紧接着做几分钟的快速"乐队指挥"，然后是放松整理阶段的又一些手臂和手部运动。

记住在运动的后期应进行放松和整理，逐渐降低运动的量。如果您刚开始一个健身计划，则一开始以每天 1 次或多次的 1 ~ 5 分钟的热身运动或耐力锻炼为宜，逐渐提高，直到您能达到每天散步 15 ~ 30 分钟。基本的原则是从自己能做的开始，每天做 10 ~ 20 分钟，逐步提高到每天锻炼 20 ~ 30 分钟，每周 3 ~ 4 次。记住，这里的 10 ~ 20 分钟可以是多次锻炼时间的累加。如每天锻炼 2 次，每次锻炼 10 分钟。

活动3　如何开始一个锻炼计划　　　　　10 分钟

方法：

● 讲课

● 讨论

1. 制订一个锻炼计划的首要任务就是确定一个目标。这个目标可以是使手臂力量加强以使自己能轻易地把锅子从炉上移开，或者加强膝部力量以使您上楼梯变得更容易。

2. 让 1 个或 2 个组员自愿向大家（特别是向那些不知道

从何着手的人）介绍他们所订的锻炼目标。小组长应该参考《健康自我管理手册》一书，向组员推荐合适的锻炼项目，以帮助他们达到所订的目标（注意这本书上的锻炼项目是从头部锻炼开始，顺序移到脚部运动）。在上课时，虽然在有限的时间内无法向每一个组员提供建议，但应尽可能地多帮助一些人。如果可能和合适的话，您最好让组员当场表演一下这些锻炼项目。

3. 告诉组员本周的家庭作业之一就是进一步弄清楚他们的锻炼目标，并做好准备，在下周上课时讨论他们的锻炼计划。

课间休息   10 分钟

活动 4   耐力锻炼   10 分钟

方法：

● 讲课

● 讨论

● 实践

● 资料阅读：《健康自我管理手册》

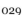

1. 耐力锻炼又称为"为健身而锻炼"或"需氧"锻炼。什么样的锻炼项目可作为耐力锻炼，是因人而异的。对于一些人，用中等速度指挥一个想象中的管弦乐团能增进健康，而一个运动员为了达到需氧或增强耐力的效果必须经过非常费力的锻炼。判断一个人的锻炼是否处于耐力锻炼的标准，可参考表8。

表8　耐力锻炼的标志

● 心率增加

● 呼吸频率增加

● 流汗

（以上任何一项成立即可）

2. 在制订和监测一个健身锻炼计划时，必须注意以下3条（表9）。

表9　耐力锻炼的原则

● 频率：如果每次少于5分钟，则一日要做多次；如果每次有5～10分钟，则一日2次；如果每次超过10分钟，则每周3～4次。

● 持续时间：开始至少要有1分钟，逐渐增至激烈地锻炼30分钟。

● 强度：不超过中等强度。

3. 告诉组员，他们可以通过将一段激烈运动与休息或一段轻松的锻炼交替进行的方式，安全地延长耐力锻炼的持续时间。例如，某人散步时可以走 4 分钟，休息 2 分钟，再走 4 分钟。又如，某人可以快速"指挥"一曲激昂的乐章 3 分钟（如进行曲），然后缓慢优雅地指挥 2 分钟（如华尔兹），最后，再回到指挥进行曲。其实，每个人都能不断增加锻炼的时间，即使您只能每次绕着椅子走 1 分钟，每隔 1 ~ 2 小时走一次，但只要您坚持，很快您一天总共就能走 20 分钟。

活动 5　怎样监测锻炼　　　　　　10 分钟

方法：

● 讲课

● 实践

锻炼强度，或者说，您锻炼得有多费力，这是因人而异的，这取决于个人的健康状况。跑 2 000 米对一个运动员来说，也许不算什么，但对一个患有肺气肿的人来说，即使只步行 5 分钟，也要累得够呛。

让所有的人在课上锻炼 1 分钟，如原地踏步 1

分钟或"指挥"管弦乐 1 分钟，确保每个人都参与。小组长应先做一下示范。近 1 分钟时，请每个人都按 0（毫不费力）～ 10（非常费力）分的评分标准，自愿说出各自的费力程度。

锻炼强度可以很容易地通过以下 3 种方法来测定（表10）。

表 10   如何测定锻炼强度

● 谈话测试。在锻炼的时候，我们应该能同时较轻松地唱歌或说话；对有肺病的人而言，自我评分的方法可能更好些。

● 自我评分。对您的费力情况按 0 ～ 10 分的标准进行评分：0 分为毫不费力，10 分为非常费力；一般 3 ～ 6 分表示中等强度。

● 监测您的脉搏。我们应该在目标心率的范围内锻炼，不能超过它；有些药物可影响心率，所以，在服这类药时，此法不适用。如 β 受体阻滞剂、某些治肺病的药物。阅读《健康自我管理手册》，可了解更多知识。上课时不要让组员翻开这本书。

如果我运动量过大，我怎么 t 才能知道呢？请参考表 11 的内容。

表 11　警告

> ● 锻炼后不应增加症状。与您锻炼前相比，锻炼后不应出现新的症状，如疼痛、疲劳、气短等。速度不要过快；有肺部疾病的人应该缓慢地移动，如急于加快速度到达您想要去的地方，只会使您产生更多的症状。
>
> ● 在锻炼时能够说话和唱歌。您在锻炼的过程中应该能够谈话或唱歌。尽管这对于有肺病的人来说可能不现实，但他们在锻炼时，至少气短的症状不应该加重。

家庭作业：怎样监测健康状况？

1. 算一算在规定时间内我们可以走多少步，每两周进行一次这样的测定。距离增加了就意味着您的健康得到改善。

2. 在规定的距离内行走（如绕我们住的房子走一圈），并计算我们所用的时间。随着健康状况的改善，我们走完等距离路程所花的时间会越来越短。

请组员选择以上任意一种方法进行实践，并将结果做好记录。在未来的几周内定期进行测量，就可以监测您是否取得进步。

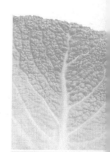

活动 6　制订周行动计划　　　　　　20 分钟

方法：

● 讨论

注意：计划应该是组员自己想做的事，而不是小组长希望他或她干的事。

1. 提醒组员在每次课结束时我们都要为下一周制订一个或几个针对慢性病的行动计划，由于我们已讨论了锻炼对生气、恐惧、灰心沮丧等不良情绪的管理，所以他们或许希望在这些方面制订行动计划。于是，提醒他们，他们可以对任何希望改变的行为制订行动计划。

2. 让组员参考《健康自我管理手册》中的"行动计划合约表"，给自己制订下周的行动计划。提醒他们所订计划必须是他们想做的、切实可行的事情。

3. 小组长应先读一读自己的行动计划（但注意选一个好的例子）。这份计划最好是一个有关练习和（或）生气 / 恐惧 / 灰心沮丧等的管理计划。小组长将在下周上课时示范如何报告自己写下的感想。

4. 让组员宣读他们的行动计划，并告诉大家他（她）有多大的信心完成整个计划（10 分表示非常自信，0 分表示无信心）。注意强调表示自信心的分数不是代表他们有信心完成计划的百分率，而是他们完成整个这份计划的自信程度的高低。如果评分在 7 分或以下，则要应用"解决问题"的技能来解决导致组员缺乏信心的问题，并建议其对行动计划做些调整（参照下面的行动计划详述，帮助他们制订行动计划）。

5. 如果有人不能独立完成一份清楚的行动计划（具体的活动是什么、每天的次数、每周进行的天数），可先请组内其他成员帮忙出主意，小组长先不要急着帮助他。在任何人身上花费的时间都不要超过 3 ~ 4 分钟。如果有人问题较多，请在课后个别辅导。

行动计划详述

详细内容参见第一课活动 7

活动7 结束　　　　　　　　　　5分钟

1. 让组员选择一个伙伴给他（她）在本周内打电话。这个伙伴不应是他（她）的配偶和关系密切的人。他给伙伴的电话不应太长，只要能表达彼此对对方尝试新行为的支持和鼓励就行。给大家1分钟的时间互相交换电话号码。

2. 提醒组员每天要在他们的行动计划合同表上写评语，并在下周上课时带来。

3. 提醒组员回家后要进一步确定他们的锻炼目标，并准备在下周课上讨论他们的锻炼计划和写情感日记的体会。

4. 请组员看看《健康自我管理手册》中第五章的内容。他们不必读所有的内容，只需看相关内容。

5. 收齐名字卡。

6. 留一些时间回答组员的问题和打扫卫生。

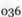

第三课

 目的

- 向组员介绍引起气短的原因。
- 协助组员练习改善呼吸的技巧。
- 向组员介绍引起疼痛和不适的原因。
- 向组员介绍认知性的症状管理技巧。
- 让组员有机会进行认知性症状管理和呼吸技能训练。
- 讨论生气、害怕和灰心沮丧等不良情绪及其管理。

 目标

至本课结束时，大家将能够：

1. 说出至少4种引起气短的原因。
2. 进行腹式呼吸和缩唇呼吸。
3. 知道慢性病症状循环中的构成要素。

4. 说出至少两种认知性症状的管理技巧。

5. 为下周订一份周行动计划。

 ## 材料

- 挂图
- 名字卡
- 黑板/挂图、记号笔或粉笔
- 《健康自我管理手册》
- 秒表

 ## 课程安排

（在上课前张贴此课程安排）

活动1：反馈/解决问题（20分钟）

活动2：改善呼吸（20分钟）

活动3：介绍认知性症状管理技巧（10分钟）

课间休息（10分钟）

活动4：肌肉放松（10分钟）

活动5：处理生气、害怕和灰心沮丧（10分钟）

活动6：制订行动计划（10分钟）

活动7：结束（5分钟）

活动1 反馈／解决问题　　20分钟

注意：鼓励每位组员积极参与。

1. 请大家做下列内容（从您自己开始，先做示范，但尽量简短）。

（1）首先叙述一下他（她）上周的行动计划。

（2）说说该行动计划完成的情况。

（3）说说在计划的执行过程中遇到了哪些问题？

（4）告诉大家他（她）打算进行的锻炼计划（上周的家庭作业）。

（5）如果他们记了日记，请他们说一下写下自己的情感感受的体会如何，不要求他们说出具体写了什么。不要对此出现的问题进行"解决问题"或以任何形式对他们写日记的做法施加压力。

如果在以上的过程中，大家有什么问题的话（除了写日记的活动之外），先询问有问题的本人是否有解决的办法或是否尝试过某种办法？

2. 请组内其余有相似问题的人举一下手（该问

题不一定与他们的行动计划有关）。

3. 请大家集体讨论（头脑风暴法）可行的解决办法，将这些办法写在黑板上或大白纸上，或让提出此问题的人记在自己的纸上。注意对这些建议不要做任何的评论或讨论。小组长也可说出自己的建议，但必须是在组内其他成员都参与提建议之后。

4. 询问最早提出问题者是否愿意采用上述的一些建议。如果愿意的话，愿意用哪一个？并建议他（她）将有帮助的建议记录在行动计划合同表上。如果没有找出可行的建议，您可以告诉他（她）您会在休息时和他再讨论讨论。记住，不要在任何人身上花费太多时间。他若说了2次或3次"可以，但是……"您就应该转向下一个组员。

活动2　改善呼吸　　　　　　　20分钟

方法：

● 讲课

● 集体讨论 (头脑风暴法)

● 示范表演

1. 讲课：我们中的大多数人都能从改善或更有效的呼吸中获益。气短是一个可由多种原因引起的常见症状。这些原因有长期吸烟、心脏病、肺部疾病、体质差、肥胖、过度紧张，或甚至其他对人有益处的活动，如锻炼。

气短可由下列原因引起（表12）。

表12 引起气短的原因

- 吸烟
- 肺部受损
- 心脏衰弱
- 氧耗的增加（如锻炼）
- 气道狭窄
- 红细胞数量减少（贫血）
- 海拔高
- 超重

2. 集体讨论（头脑风暴法）：您可以做些什么来避免或减轻气短症状？

3. 讨论大家提出的每一个办法，确保包括以下的内容：

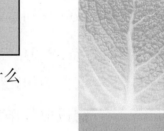

头脑风暴

- 使用更适当的呼吸技巧。
- 积极锻炼，增强胸部肌肉的力量。
- 避免在寒冷、干燥的空气中锻炼。
- 避免接触烟雾、粉尘或其他刺激性气体。

4. 当我们发生气短时，有许多大家都能学会的技巧可用来帮助我们。无论气短是由于慢性病，还是急性病，如感冒，或仅仅是锻炼后过度劳累等引起的，都可改善。另外这些技巧对解除紧张和放松也有效。最简单易行的技巧，是缩唇呼吸，它可在任何时候运用。当我们感到紧张，或当肺部疾病使我们的肺功能受限时，腹式呼吸则特别有帮助。

5.示范缩唇呼吸和腹式呼吸。然后让组员自由配对，互相表演腹式呼吸和缩唇呼吸。小组长应四处查看每个人这两个技巧是否做得正确。注意强调这些呼吸技巧不仅适用于有呼吸障碍的人，任何人都可应用这两个技巧来提高呼吸的耐力或在感到紧张时，进行有效的缓解和放松。

组长示范

6.有呼吸问题的人总喜欢在出现气短之前匆匆完成某些活动。请减慢速度，慢慢来。例如，有人想以散步作为锻炼，可以走1分钟歇一歇，然后再走1分钟，再休息一下，如此循环。通过这种方式，人们一天可得到较多的活动，而不是一次集中进行较大强度的锻炼，使他（她）过度疲劳，不得不在一天中剩下的时间都进行休息。

活动3　介绍认知性症状管理技巧　　10分钟

方法：

● 讲课

● 讨论

● 资料阅读 :《健康自我管理手册》第七章

1. 我们的大脑是非常有用的工具。它可以帮助我们做许多工作来使我们有效地处理生活中所遇到的一些健康问题，以及较好地走过患慢性病之后的生活之路。

2. 讨论 : 症状的循环（图 2）。

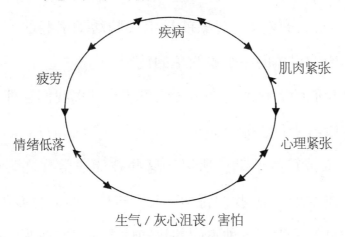

疾病

肌肉紧张

疲劳

情绪低落

心理紧张

生气 / 灰心沮丧 / 害怕

图 2   症状循环

3. 许多人认为他们出现的症状只有一个原因 : 疾病。虽然疾病确实可引起疼痛、气促、疲劳等等症状，但它不是唯一的原因。图 1 中列出的所有因素均可导致症状的出现并可使之加重。更糟的是，各因素之间还可相互影响。如情绪低落可引起疲劳，心理紧张可导致肌肉的紧张，以此类推，形成一个恶性循环。在理解了这些因素是如何相互影响之后，我们就可以学习一些技能，在不同环节上打破这一恶性循环。我们的大脑、意志力能够调节我们的紧张、情绪低落及其他消极的情绪，使自己感觉更好。

4. 示范大脑的力量, 请大家想象正在吸吮一只酸橘子(给他们几秒钟时间想象)。问问他们有什么现象出现，然后给大家指出：唾液分泌这一现象就是由大脑活动引起的。这是大脑如何影响机体的一个最简单的例子。

5. 通过我们的大脑，有许多方法可用来帮助我们管理诸如疼痛、身体不适和疲劳等症状。因为这些方法和技能都涉及大脑、认知或思维活动，所以，这些技能通常称之为认知性技能。在本次课中, 我们将学习几个这样的认知性技能。

我们的目的是尝试各种不同的认知性方法，并在其中找出最有效的。注意，这些技能并不适用于减轻胸痛，胸痛是一个警告信号，提醒您去看医生，它只有通过医生建议的方法来进行控制。

6. 表 13 中列举了各种类型的认知性技能。这些技巧都要利用大脑的思维活动，因此又称为认知性症状管理技巧。

注意：用该表时，介绍应尽可能简短，前 4 个在上课时讲解，其他可查阅《健康自我管理手册》第六章。

表 13　认知性症状管理方法

> ● 肌肉放松。我们将在休息后进行——这是生理性技能与认知性技能的有机结合。
>
> ● 引导性想象。想象我们正处在别人叙述的一个故事中（这一练习将在下周进行）。
>
> ● 自我交谈。观察我们与自己交谈的方式，然后做些改变（下周进行）。
>
> ● 分散注意力。用我们的大脑想一些别的事（我们将在第五课中练习）。
>
> ● 形象化想象。给自己讲一个故事或想象自己实现了某个目标——这一练习课内不进行，但书上有关的说明。
>
> ● 祈祷和冥想。那些偏好精神性技巧的人可能发现这很有用。

课间休息　　　　　　　　　　　10分钟

活动4　肌肉放松　　　　　　　10分钟

方法：

● 讲课

● 实践

注意： 认知技巧可能令人愉快，也可能让人觉得厌烦，但绝不会令人感到害怕。如果有些组员不舒服或感到害怕，则应该劝他们不要使用这个技能。

1.有时，尽管我们在休息，但质量并不高，因为我们的思想仍在驰骋，肌肉依然紧张。肌肉放松练习可提高您休息质量、缓解肌肉疼痛、改善气短的症状，同时使肌肉和精神得到放松。进行这一练习的第1步，是学习辨别肌肉紧张与松弛之间的差异，渐进性肌肉放松能达到此目的。

2.小组长利用自己的录音或阅读以下资料，来引导组员们练习渐进性肌肉放松〔又称杰克贝森（Jacobson）肌肉放松法〕。

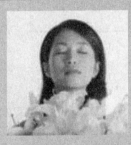

渐进性肌肉放松

　　让自己充分享用接下来的几分钟，用很短的时间摒除一切杂念。使自己尽可能地舒适。松开所有紧绷的衣服。双腿和踝关节自然放置，不要交叉。让您的身体完全由所坐或躺着的平面所支撑。

闭上您的眼睛。深吸一口气，让您的胸腔充满空气并逐渐导入腹部。屏住……然后通过紧缩的嘴唇呼气，呼气时应尽可能地快，让您身体所有的肌肉感到过度用力，让您的整个身体就像沉入到您身下的地面中……

这项练习指导您如何对身体的主要肌群，先让它们处于紧张然后放松它们。如果您身体的某一特殊部位有疼痛，可让这部分肌肉轻微紧张或根本不收缩，而着重于努力使其放松。

将注意力放到您的脚部肌肉和腓肠肌上。将您的脚趾向后拉向您的膝部。注意让您的脚和腓肠肌感到紧张。释放并放松。注意不舒服感正逐渐远离，取而代之的是轻松和温暖。真是如此。

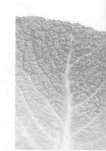

现在收缩您的大腿和臀部的肌肉。收缩直至感到紧张……释放并让肌肉放松。放松的肌肉感到沉重及由您所坐着或躺着的平面支撑着。

收缩您胸部和腹部的肌肉。注意在收缩时有意识地屏住呼吸。放松，现在深吸一口气，将气全部吸至腹部。当您呼气时，让所有的紧张随着呼吸流出。

现在，伸直您的手指，让您的手指紧张并绷紧您的手臂肌肉。放松。感觉到紧张渐去血流重新通畅。

让您的肩胛彼此靠近，绷紧您的肩部和颈部肌肉。坚持……现在，释放。注意肌肉是如何感觉到越来越温暖和有活力的。

绷紧您脸部和头部的所有肌肉。注意特别让眼四周和下颌部的肌肉感到紧张。现在放松，让您的下颌渐松弛、嘴巴微张……对。

注意是否有什么不同的感觉。

现在再深吸一口气，将气尽量吸入腹部。并且，当您吸气时，让您的身体完全沉到您身下的平面，变得更为放松……

享受放松的舒服感……记住它。通过实践练习，您将能够熟练地识别出肌肉的紧张并释放它……

现在准备结束练习了。进行3次深呼吸。准备好了的话，睁开您的眼睛。

3. 如同学习其他新的技能一样，在决定我们是否喜欢该技能之前，我们都需要好好地进行尝试（例如，在下周内练习3～4次）。

4. 告诉各位组员，《健康自我管理手册》中也印有"渐进性肌肉放松"的内容。此外，也可建议他们自己将此稿录制到磁带上，在练习时，用录音机放出来。

建议组员将肌肉放松练习作为平时休息时间的一部分，或作为锻炼后的放松整理活动。

活动5 处理生气、害怕和灰心沮丧 10分钟

方法：

● 讲课

● 讨论

● 资料阅读：《健康自我管理手册》

1. 生气、恐惧和灰心沮丧是生活中尤其是慢性病患者最常见的表现，这些不良情绪在我们遇到不幸事件或是慢性病患者患病之后生活道路中的艰难处境之一。健康对每个人都是非常重要的。当我们心情不好或患了慢性病后，常常会觉得失去了对自己的控制，并对未来有所担忧。

应该指出的是，这些情感是很常见的，几乎每个人都会发生。得了慢性病，只不过会使我们比正常人更容易出现情绪的波动和变化。问问组内有多少人曾对他们所患的疾病感到生气或灰心沮丧，对自己的未来感到害怕？请有这些情感的人举一下手。

2. 让组员结成对子。组员可根据自己的兴趣，或慢性病患者与慢性病患者结成对子，家庭成员之间不要作为搭档。

每个人可以和自己的搭档谈谈当遇到不开心的事或患了慢性病有没有和为什么使他们感到生气、恐惧和灰心沮丧？和这些人生活在一起有没有和为什么使他们感到生气、恐惧及灰心沮丧。

很重要的一点：每个人都要向全组报告他（她）同伴的生气、恐惧和灰心沮丧的情况。如果有什么事情他们不想和全组交流的，他们可以根本不说或让同伴也不要向大家报告这些内容。

两两交流的时间应注意不要超过 7 ~ 8 分钟，在过了 4 分钟时，要提醒各位还剩一半的时间。

3. 集合全组。让每个人简单地讲述一下他同伴的生气、恐惧和灰心沮丧的情况，大家自愿发言。在每个人介绍完后，小组长要问问他（她）的同伴，报告是否属实，但不要让这人再重复讲述一遍。

在这一活动过程中，一个小组长负责在黑板上列出大家生气、恐惧或灰心沮丧的原因。如果某个原因被提到 1 次以上，则在该原因旁打上一个钩（√）。

4. 朗读列出的原因并让全组成员讨论（头脑风暴法）：哪些办法可处理生气、害怕和灰心沮丧？

5. 请小组成员自愿说出他们是否将做些新的事情来对付因遇到不幸事件或患了慢性病所引起的情绪问题。只需几个例子，因为没有足够的时间来让每个人都给出一个例子。

6. 向组员建议：消除不良情绪的另一个好办法，就是写下他们对生活不同方面的想法和感受，尤其

头脑风暴

是那些没有和别人交流的想法和感受。心理学家发现，将自己的感想写出来的做法能帮助人们更好地感受和处理他们的问题。

7. 鼓励组员在下周内试着进行此项活动，向他们解释：写下他们的感觉非常重要，不要仅仅只是在脑子中考虑那些问题。告诉他们下周课的反馈信息部分，那些试过这样做的人有机会报告一下，他们从中学到了什么以及他们对这样做的感想。向他们申明，不要求公开他们所写的具体内容，只需说说他们对这样做的感想和体会。

活动6　制订行动计划　　　　10分钟

1. 提醒组员将上一课确定的锻炼目标包括在行动计划中。

2. 请组员们朗读自己的行动计划，说说对完成整个计划的自信心有多高（10分是非常自信，0分是一点信心也没有）。必须强调，该分数并不等于他们认为自己完成该计划的百分率。而是他们有多大的自信在下一周内完成整个的行动计划。如果评分在7分或以下，则要应用"解决问题"的技巧来解决导致组员缺乏信心的问题，并建议其对行动计划做些调整（参照行动计划详述，帮助他们制订行动计划）。

3. 如果有人不能独立完成一份清楚的行动计划（具体的活动是什么、每天的次数、每周进行的天数），可先请组内其他成员帮忙出主意，小组长先不要急着帮助他。在任何人身上花费的时间都不要超过3~4分钟。如果有人问题较多，请在课后个别辅导。

行动计划详述

详细内容参见第一课活动7

活动7　结束　　　　　　　　　　5分钟

1. 提醒组员通过测定距离或时间的办法来确定他们的基础健康水平（见第二课活动5——监测健康状况），并将它记录下来。

2. 请组员阅读《健康自我管理手册》第七章的内容，并看看怎样应用它们。

3. 请组员选择一位伙伴打电话［该伙伴不能是他（她）的家人或亲戚］，使他们能在未来一周的行动计划执行过程中相互监督、相互支持。

4. 收集姓名卡。

5. 留几分钟回答组员的问题及打扫卫生。

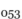

第四课

 目的

● 介绍如何戒烟。

● 介绍"引导性想象"。

● 介绍如何限酒。

 目标

至本课结束，组员将能达到：

● 明确烟草对健康的影响。

● 了解戒烟的基本方法。

● 明确酗酒的危害。

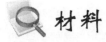 材料

- 挂图
- 大白纸 / 黑板、水笔或粉笔

 课程安排

（在上课前张贴此课程安排）

活动 1：反馈和制订行动计划（30 分钟）

活动 2：如何戒烟（30 分钟）

课间休息（10 分钟）

活动 3：引导性想象（10 分钟）

活动 4：如何限酒（20 分钟）

活动 5：结束（5 分钟）

活动 1　反馈和制订行动计划　　30 分钟

注意：本课的一开始，反馈和制订行动计划是合起来进行的，要鼓励所有组员都积极参与，不要将时间全花在个别有问题的组员身上，将他们留到休息时解决。

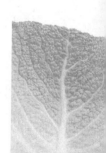

1.请每个人做以下事情（从自己开始，先做示范，但尽量简短）：

（1）叙述他（她）上周的行动计划。

（2）谈谈行动计划完成的情况。

（3）描述在计划实施过程中或在测定自己的健康水平（上周的）时，遇到的问题。

如果在以上的过程中，大家有什么问题的话，先询问有问题的本人是否有解决的办法？他（她）是否尝试过某种办法？

2.问问组内其余人是否有相似问题，请他们举一下手（该问题不一定与他们的行动计划有关）。

3.请大家集体讨论（头脑风暴法）可行的解决办法，将这些办法写在黑板上或大白纸上，或让提出此问题的人记在自己的纸上。注意对这些建议不要做任何的评论或讨论。小组长也可说出自己的建议，但必须是在组内其他成员都参与提建议之后。

4.询问最早提出问题者是否愿意采用上述的一些建议。如果愿意的话，愿意用哪一个？并建议他（她）将有帮助的建议记录在行动计划合同表上。如果没有找出可行的建议，您可以告诉他（她）您会在休息时和他再讨论讨论。记住，不要在任何一个人身上花费太多时间。他若说了2次或3次

"可以，但是……"您就应该转向下一个组员。

5. 要求组员制订下周的行动计划。

6. 请组员们朗读自己的行动计划，说说对完成整个计划的自信心有多高（10分是非常自信，0分是一点信心也没有）。如果评分在7分或以下，则要应用"解决问题"的技巧来解决导致组员缺乏信心的问题，并建议其对行动计划做些调整（参照行动计划详述，帮助他们制订行动计划）。

7. 如果有人不能独立完成一份清楚的行动计划（具体的活动是什么、每天的次数、每周进行的天数），可先请组内其他成员帮忙出主意，小组长先不要急着帮助他。在任何人身上花费的时间都不要超过3～4分钟。如果有人问题较多，请在课后个别辅导。

行动计划详述

详细内容参见第一课活动7

活动 2　如何戒烟　　　　　　　　30 分钟

方法：

● 讲课

● 讨论

1. 找出戒烟原因。我们的行为都有一定的动机所驱使。所以，弄清使我们戒烟的内在原因是非常重要的。

集体讨论（头脑风暴法）：为什么要戒烟？

当大家讨论完成后，请确保以下的几点都说到了：

头脑风暴

● 预防疾病或更健康。

● 避免现有的疾病恶化。

● 保护家人或朋友。

● 减少开支。

● 为孩子树立一个好榜样。

戒烟原因很多，找出您最重要的戒烟原因。记住，对您本人来说最重要的，如果今后在戒烟时遇到困难，就请多想想这个原因。

2. 做好戒烟准备。回顾自己的吸烟习惯，考虑一下哪些时候烟瘾来了是您最难摆脱的？您准备了哪些应对方法？尽量列出最困难的 3 个场合，和每种场合中一个以上的应对方法。方法可以根据自己情况确定，也可以参考《健康自我管理手册》第四章戒烟中"烟瘾来了怎么办"部分的内容。

3. 确定戒烟日期。指定一个日期，作为您戒烟的开始。您可以选一个您喜欢的日子。但戒烟日一定要订在下决心后的两星期之内。参考戒烟限酒中相关内容，指定一个戒烟日。

需要提示大家注意：

● 从戒烟日开始完全戒烟，哪怕一小口也不能吸。

● 并不要求大家从明天起就戒烟，关键是戒烟之前要做好心理准备。

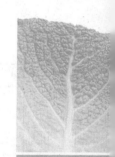

● 如果能够成功戒烟，那么，戒烟日起的半年、一年都是值得庆祝的日子，它们和您的生日一样重要！那时候，买一些小的礼物奖励自己！

因此，一定要考虑好，从哪一天开始比较合适？

请大家回去后制订戒烟计划。下次请组员公布自己的戒烟计划。

4. 找到自己的戒烟支持者。写下最支持您戒烟的那个人：家人、朋友或者社区医生，为自己找到社会支持。

请每位成员制定自己的戒烟计划，并仔细阅读戒烟部分戒烟的准备内容。

附：戒烟计划

我的戒烟动力：在下面写出最主要的戒烟原因（注意：只写最重要的一条）。

我最主要的戒烟原因：_____

记住这个原因可以帮助渡过难关。

我的困难局面和对策

最难应付的局面	我的应对方法

我的戒烟日：_____年___月___日

以下的亲人和朋友是我戒烟的坚强后盾：

_____

永远不说放弃！

我的戒烟记录：_____

从戒烟日起，我已经成功坚持的天数（请用记"正"字或类似方法累计）

本课的活动3以及第五课的活动4,第七课的活动3、4

都有助于您的戒烟。

课间休息 　　　　　　　　　　10 分钟

活动3　引导性想象 　　　　　10 分钟

方法 :

● 讲课

● 实践

● 资料阅读 :《健康自我管理手册》

1. 引导性想象就像引导大家做一场白日梦。将自己置身于另一时空中，有助于将您的注意力从身体的不适上移开。另外还能通过想象您身处一个平和、轻松的环境中，来使您得到更深的放松。这种深层次的放松形式在解除疲劳、松弛肌肉等方面都很有帮助，它还能帮助您温暖冰冷的手脚。

2. 小组长利用自己制作的录音或阅读以下资料，带领全组做引导性想象的练习。

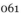

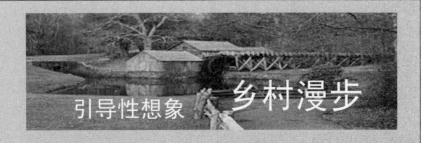

引导性想象　乡村漫步

　　尽可能让自身感到舒适，坐着或躺下。松开任何紧缩的衣服。伸直胳膊、腿及踝部。让您的身体有一种为您所坐或躺着的物体表面所支撑的感觉。

　　闭上眼睛。做一个深呼吸，先通过鼻子，让呼吸的气流通过所有的通道直达腹部。屏住呼吸……轻轻呼出气流，放松全身，使全身肌肉有种疲弱及沉重感……很好。

　　细查全身的肌张力，从头开始通过全身各部直至脚趾。

　　让您的颌骨松弛，头松垂于肩膀上以释放您的脸、头和颈部的任何紧张。使您的双肩很重地下垂。做深呼吸放松胸部及腹部。让胳膊及腿感觉沉重得像要沉入地里。

　　做深呼吸以感觉体内残存的肌张力。当呼气时，使全身肌肉有沉入体表以下的感觉。更进一步地放松……

　　想象您正行走在古老的乡村小路上……太阳温暖地照在后背上，鸟儿在唱歌……空气宁静并散发着芳香。当您走着的时候，您的脑子仍然不自觉地想着当天值得关注和令人担忧的事。这时，您发现路旁有只盒子，您对它的第一感觉便是，在您充分享受在乡村的这段时间里，这个盒子是存放您所有担忧和烦恼的好地方。

于是您将盒子打开，将压在您心头的所有压力、忧愁和关注全装了进去。您把盒子关上，并锁得牢牢的。您知道，一旦您做好了准备，您会随时回来处理它们的。再上路时，您感觉轻松多了。不久，您来到一扇古老的门前。开门穿过时门吱吱作响。进门后，您发现自己置身于一座草木繁茂的花园内，鲜花丛生……，葡萄藤搭在垂木上，满地绿草，绿茵片片。深吸一口气，您能闻到花的香气。聆听鸟语虫鸣，感受微风，阳光温暖着您的皮肤。当您信步走上花园后的陡坡，您便走进了一片树林，这儿林木变得稠密，太阳穿过枝叶透下来。空气有些湿润，有些凉爽。您听到了附近溪流的潺潺流水声，闻到了散发的芳香。深深呼吸几次凉爽而芳香的空气，每呼吸一次，都会感到神清气爽。

很快，您走到了小溪旁，溪水清澈、干净，岩石和滚木上浪花四溅。您沿着溪旁小路向前走。小路指引您进入一处阳光普照之地，在此您发现一小而独具特色的瀑布，水雾中有一道彩虹……

找一块舒适的地方坐下休息片刻，此地是您能感到完全放松的理想之处。

沉浸在这个温暖宁静的地方，您的感觉异常良好。

该返程了。您重新踏上小径，穿过阴凉而充满芳香的树林，走进阳光普照、草木旺盛的花园……带着最后一丝花香走出吱吱作响的园门……

现在您离开了这个神秘的花园，返回到乡村小路上。但是，您知道，您可以随时去拜访这个特殊的地方。

3. 问问如果谁的疼痛、肌肉紧张减轻了，或他们的手感觉暖和了，请举手示意。并指出，是由于身体的放松反应增加了您手上和脚上的血液循环。并向他们解释一下：通过不断练习，这种效果还会增强。鼓励他们在家里自己录制录音带，用录音机放磁带进行练习。告诉他们，该稿子也印在《健康自我管理手册》里面。

活动4 如何限酒　　　　　20分钟

方法：

● 讲课

● 集体讨论

1. 在中国传统文化中，酒往往和喜庆、团圆有关。和吸烟不同，少量饮酒尤其是红葡萄酒可以减少心脑血管疾病的危害。关键问题是，您是否饮酒过量？

2. 过量饮酒的危害：根据世界卫生组织 2005 年报告，过量饮酒的危害包括对健康的长远影响，可引起 60 多种疾病（包括消化道溃疡、经常感染、皮肤病、肝脏损害、脑损害、生殖功能受损、记忆力下降、情绪低落等精神的损害）。

对健康的急性和短期效应：急性乙醇（酒精）中毒。

其他不良后果：个人、家庭和社会问题，造成意外伤害。

3. 集体讨论（头脑风暴法）：如何避免过量饮酒？

● 不要在聚会前饮酒。

● 当您焦虑、生气或消沉时不要饮酒。

头脑风暴

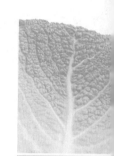

● 倒酒时，要估算大致的饮酒量。

● 在饮酒之前和饮酒时都要吃一定量的食物并喝大量的水。

● 不要吃很咸的食物，那会使得您多饮酒。

● 慢慢地饮酒。

● 不要参加和饮酒有关的赌博游戏。

● 不要酒后驾车。

● 饮酒不能超过之前决定喝的量。

● 和家人沟通，获得他们的理解和支持。在他们的帮助下摆脱酒精依赖。

● 对于酒精重度依赖的人，可以通过脱瘾治疗解决。

活动5 结束   5分钟

1. 请组员找好一个伙伴（不要是家属或亲戚），在本周给他（她）打电话，小组长应给没有找到相应的伙伴的人打电话，鼓励和支持他们的行动计划。

2. 提醒组员阅读一下《健康自我管理手册》相关内容，以了解与本课所讲内容相关的更多知识。

3. 提醒组员注意观察消极的自我交谈，并准备在下周反馈时汇报。

4. 提醒组员填写行动计划合同表，下次上课时带来。

5. 收回姓名卡。

6. 留几分钟回答组员可能的提问和打扫房间。

第五课

 目的

- 介绍平衡膳食。
- 介绍情绪的管理技巧。
- 介绍交流的技巧。

 目标

至本课结束，组员将能达到：

- 明确膳食的基本原则。
- 至少知道合理饮食4个方面的好处。
- 能示范如何将消极的自我交谈变成积极的自我交谈。
- 能示范"我"语句的应用。
- 为下一周制订一份行动计划。

 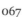

材料

- 挂图
- 大白纸 / 黑板，水笔或粉笔

课程安排

（在上课前张贴此课程安排）

活动 1 : 反馈和制订行动计划（25 分钟）

活动 2 : 平衡膳食（15 分钟）

课间休息（10 分钟）

活动 3 : 自我交谈（15 分钟）

活动 4 : 分散注意力（10 分钟）

活动 5 : 交流的技巧（20 分钟）

活动 6 : 结束（5 分钟）

活动 1 反馈和制订行动计划　　25 分钟

1.请每个人做以下事情（从自己开始，先做示范，但尽量简短）：

（1）叙述他（她）上周的行动计划。

（2）谈谈行动计划完成的情况。

（3）描述在计划实施过程中或在测定自己的健康水平（上周的）时，遇到的问题。

如果在以上的过程中，大家有什么问题的话，先询问有问题的本人是否有解决的办法？他（她）是否尝试过某种办法？

2. 问问组内其余人是否有相似问题，请他们举一下手（该问题不一定与他们的行动计划有关）。

3. 请大家集体讨论（头脑风暴法）可行的解决办法，将这些办法写在黑板上或大白纸上，或让提出此问题的人记在自己的纸上。注意对这些建议不要做任何的评论或讨论。小组长也可说出自己的建议，但必须是在组内其他成员都参与提建议之后。

4. 询问最早提出问题者是否愿意采用上述的一些建议。如果愿意的话，愿意用哪一个？并建议他（她）将有帮助的建议记录在行动计划合同表上。如果没有找出可行的建议，您可以告诉他（她）您会在休息时和他再讨论讨论。记住，不要在任何一个人身上花费太多时间。他若说了2次或3次"可以，但是……"您就应该转向下一个组员。

5. 要求组员制订下周的行动计划。

6. 请组员们朗读自己的行动计划，说说对完成整个计划的自信心有多高（10分是非常自信，0分是一点信心也没有）。如果评分在7分或以下，则要应用"解决问题"的技巧来解决导致组员缺乏信心的问题，并建议其对行动计划做些调整（参照行动计划详述，帮助他们制订行动计划）。

7. 如果有人不能独立完成一份清楚的行动计划（具体的活动是什么、每天的次数、每周进行的天数），可先请组内其他成员帮忙出主意，小组长先不要急着帮助他。在任何人身上花费的时间都不要超过3～4分钟。如果有人问题较多，请在课后个别辅导。

行动计划详述

详细内容参见第一课活动7

活动2　平衡膳食　　　　　　　　　　　　15分钟

方法：

● 讲课

● 集体讨论（头脑风暴法）

● 解决问题

● 资料阅读 :《健康自我管理手册》

1. 虽然单纯靠食物不能治愈疾病或保证我们的健康，但是合理的膳食对健康来说是非常重要的，所以学会如何吃，包括要饮足量茶水（每天至少 6 ~ 8 杯），仍是自我管理过程的一个重要部分。

集体讨论（头脑风暴法）：好的膳食能给我们带来什么好处？

● 保证身体的营养需要。

● 最大限度地减少疲劳。

● 最大限度地使您精力充沛。

● 帮助预防药物治疗的副作用。

● 防止用利尿剂时的脱水——用这种药时，喝大量的水十分重要。

● 防止便秘和消除体内垃圾。

● 保持正常的肾功能。

● 维持体内的化学平衡。

● 控制血糖（糖尿病患者）。

● 还可能有防癌作用。

2. 三餐膳食食物搭配原则如表 14 所示。

表14　三餐膳食食物搭配原则

- 食物多样，谷类为主，粗细搭配；

- 多吃蔬菜、水果和薯类；

- 每天吃奶类、大豆或其制品；

- 常吃适量的鱼、禽、蛋和瘦肉；

- 减少烹调油用量，吃清淡少盐膳食；

- 食不过量，天天运动，保持健康体重；

- 三餐分配要合理，零食要适当；

- 每天足量饮水，合理选择饮料；

- 饮酒应限量；

- 吃新鲜、卫生的食物。

3. 绝大多数人，不论他们是否有慢性疾病，都可从高膳食纤维、低脂饮食中获益。同时也要记住，在您的日常饮食中增加膳食纤维的量时，为了帮助膳食纤维通过消化道，保证喝足够的茶水非常重要。

4. 如果组员想开始改变他们的日常饮食，或者在保持这种改变时遇到了问题，请鼓励他们去阅读《健康自我管理手册》相关章节，可获得一些有关的好建议。

5. 饮食和肥胖的关系？食物中有多种人体所需要的营养素，但是只有蛋白质、脂肪和糖类（碳水化合物）三种营养素能提供能量。

（1）三大能量营养素与能量的换算关系：

● 1 克蛋白质提供 4 千卡能量。

● 1 克脂肪提供 9 千卡能量。

● 1 克糖类（碳水化合物）提供 4 千卡能量。

（2）人体每天需要多少能量才能维持身体和活动的需要呢？我们可以用简单的方法粗略计算自己每天所需要的能量：

首先用公式算出自己的理想体重，判断自己的体型：理想体重（千克）＝身高（厘米）－ 105；实际体重在理想体重的 ±10% 以内，<20%= 消瘦，>20% = 肥胖。

根据表 15 计算每天能量需要量（千卡 / 千克理想体重）。

表 15　每天能量需要量(千卡 / 千克理想体重 **)**

体　型	体 力 活 动		
	轻	中	重
偏瘦	35	40	40 ~ 45
正常	30	35	40
肥胖	20 ~ 25	30	35

举例来说，一位体重偏瘦的男性，从事中度的体力活动，经计算其标准体重为 60 千克，他每天所需能量为：$60 \times 40 = 2\,400$ 千卡。

知道为什么会长胖吗？就是因为每天摄取的热量远远超过活动所消耗的热量，身体每累积 7\,700 千卡的热量，就转化成身上 1 千克的体重。

能量过量和不足对身体都有危害。能量过量导致肥胖，不足就会导致消瘦和营养不良。

课间休息	10 分钟

活动 3 　自我交谈	15 分钟

方法：

● 讲课

● 实践

● 资料阅读：《健康自我管理手册》相关内容

1. 自我交谈也就是我们通常对自己说话。这是我们如何看待自己的一种方式。比如说，清晨醒来，我们告诉自己该起床了。消极的自我交谈使我们在克服一些不良生活方式时或患慢性病之后的生活道路变得满是障碍。要学会将自我交谈从消极变为积极，这是管理自己问题的一个重要工具。关于积极的自我交谈，最好的例子就是对自己说："我认为自己能行，我认为自己一定能……"

小组长同时给出有关积极的与消极的自我交谈的例子（但不要仅仅局限于此）：

（1）消极的："我得了病，我的家人一定不会喜欢我。"

积极的："尽管我有病，我的家人仍然会爱我。"

（2）消极的："一想到将来我就感到恐惧，我的生活将永远不会像过去一样。"

积极的："我依然是原来那个人，我一定能应付生活中的一切。"

自我交谈的内容可以是任何事情，它可以改变我们患病之后的生活经历。

2. 请组员说出 2 ~ 3 个消极自我交谈的例子，可以是发生在他们自己身上的，也可以是从别人那里听来的，如有必要，小组长要准备说说您自己的例子，将这些例子列在黑板上或纸上。

3. 通过先说出一个消极的自我谈话的例子，再将其改为积极的自我谈话的方式让组员知道什么样的自我谈话是积极的。然后请大家参与，如何改变或用积极的自我谈话替换消极的自我谈话。

4. 简略地概括如何使自我交谈发挥积极作用的 4 个步骤（表 16）。

表 16　如何使自我交谈给您带来积极的作用

● 写出自我泄气的想法（或不合理的信念）

● 将它们变为合理的、有益的自我交谈

● 排练（在心里进行）

● 实践（在真实的生活环境下）

● 要有耐心（要使新的思考方式变得随心所欲，得花一段时间）

5. 有时，特别是一开始的时候，将特定的、消极的惯用言语改为积极的谈话并不容易。当这种情况发生时，事先准备了一句积极的话很有帮助。例如"我是一个有能力的人"或"每天我都感觉良好"。

6. 将自我交谈从消极变为积极，类似于平时其他不良习惯的改变。首先，我们必须有意识地进行，并在思想上重视。通过不断练习，积极的自我交谈会成为一个很自然的反应，就像跳舞、骑自行车一样，但一定要有耐心。

7. 作为家庭作业，请组员在未来的一周内观察和避免一些消极的自我交谈（在自己谈话时或在他人的谈话中），并在下周课的反馈中进行汇报，特别要想想这些消极的自我交谈怎样转变成积极的自我交谈。

活动4 分散注意力　　　　　　10分钟

方法：

● 讲课

● 集体讨论（头脑风暴法）

● 示范

● 反馈练习

● 资料阅读：《健康自我管理手册》

1. 我们要学的另一个"认知性"技能是分散注意力。正如大家所知道的，将注意力同时集中在两样东西上是很困难的。例如我们很难在摩擦头的同时又拍击我们的腹部。因此，学会如何利用分散注意力去打破症状的循环，是十分有益的。下面让我们进一步了解这个技巧。

2. 根据表17来解释"注意力分散"。．

表 17　分散注意力

● 什么时候进行——在您进行短暂的、令您厌烦的活动时或睡觉时。

● 怎么做——将注意力集中到症状之外的事情上。

● 要当心——不要忽视您的症状（特别是在您有胸痛时，更要当心）。

这个技巧对于出现戒烟症状及很令人讨厌或会引起疼痛的一些短暂的活动时，如爬楼梯、做家务事等时候，特别有帮助。它在我们很难入睡或出现了气短症状时，也很有帮助。

我们的大脑很难同时将注意力集中到一件以上的事情上。因此，如果我们能将注意力集中到身体不适之外的事情上，我们的不适感就会减轻。

我们并不建议人们完全忽视自己的症状。

3.举 2～3 个"分散注意力"的实际例子，如每隔 3 个数字倒着往前数数（100，97，94……），在头上顶着一个球，想出每个季节分别有什么花或鸟，在心里为将来的某件事制订计划或努力回想一首老歌的所有歌词。

集体讨论（头脑风暴法）：分散注意力的技巧还有哪些？

头脑风暴

4.集体讨论后，要把这种要求注意力短暂集中的分散注意力与较长时间的分散注意力区别开来。长期的分散注意力通常将注意力集中到一个活动上：读书、逛商店、与朋友聊天、看电视等等。两种类型都是帮助我们管理症状的好办法，但是我们现在所讨论的是"认知性"类型的、注意力短暂集中的分散注意力。

5. 反应练习（小组长也应参与这个练习）：

（1）让组员将注意力集中到自己的疼痛或身体不适 30 秒，然后叫他们给自己的疼痛或身体不适按 0～5 分进行评分（5 分表示非常痛苦）。如果有人没有症状，他（她）可以在练习时通过用力捏一捏自己制造一点疼痛或刺激来达到此项练习的目的。

（2）请组员选择一个他们喜爱的分散注意力的方法。

（3）让组员用自己选择的方法进行练习。不要告诉他们您将让他们做多久，然后计时 45 秒。

（4）再让他们对在做分散注意力的练习时自己的疼痛或身体不适打个分。

（5）讨论结果。让在做分散注意力前、后感觉有所不同的人举一下手,看有多少人感觉到了不同。

然后询问两次练习的时间长短是一样还是不同，请他们描述一下。向他们指出，分散注意力的练习使他们感觉第 2 次练习的时间比第 1 次时间短或和第 1 次一样长，实际上第 2 次的时间超过了第 1 次时间的 30%。

6. 记住"活动性"的分散注意力能长时间起作用。当您投入到一个非常吸引人的活动中，例如看电影、做园艺劳动、读书等，您会忘却您的不适症状。但是，有时您也需要中断一个花费较长时间的分散注意力的活动，以免做得过度和引起练习后的疼痛加剧和疲劳。我们在上一课讨论疲劳时已谈过一些有关的方法。

活动5 交流的技巧   20分钟

方法：

● 讲课

● 角色扮演

● 反馈练习

● 资料阅读：《健康自我管理手册》

1. 当我们要处理一些健康问题时，尤其是患慢性病后，我们必须做的工作之一，就是搜集我们所关心的资料，以及让其他人知道我们健康问题或所患疾病的变化过程。例如，我们必须从医生那里获得有关治疗的准确信息，同时我们也必须让这些为我们服务的人知道我们所患疾病的情况和治疗措施是否发挥了作用。这其中如果没有好的交流技巧，就会随之产生一些问题。

2. 集体讨论（头脑风暴法）：不善于语言交流可导致哪些问题？

3. 我们可以学习的一个特别有助于表达自己的感受及解决以上一些问题的技巧，就是用"我"语句代替"您"语句。"我"语句的使用，可使您在表达生气、灰心沮丧等感受时，不会勃然大怒。因为"您"语句给人的感觉像是在怪罪别人或者会激起别人的自我防卫反应。"您"语句总是对进一步的交流起阻碍作用。另外，"我"语句还是一种建设性地表达愤怒和恐惧的好方式。

4. 请组员仔细听听下面的对话，提醒他们注意，在两个不同背景中，他们分别会有什么样的感受，两个小组长分别扮演对话中的两个角色（一个慢性病患者和家人）。

"您"语句的例子：

患者：您一点家务都不做，今晚我上课您都不早点回家做饭，您一点也不体贴人。

家人：您总喜欢抱怨，您只想着自己，从来不考虑别人，您认为就您一个人忙吗？

"我"语句的例子：

患者：我实在很累，真希望我一回家就有饭吃。

家人：我很抱歉，忘了今天您要上课，下次我一定记住早点回家做饭。

患者：这话中听，这会让我好受多了。

5. 请组员回答他们觉得这两段对话有什么不同。简短地指出，"我"语句能使彼此通过语言交流，都表达出各自存在的真正问题，而且不会相互指责，平和地找到解决问题的方法。"我"语句还能避免伤害彼此的感情。"您"语句表现出更多的挑衅和敌意，使对方马上处于自卫状态，因此阻碍了进一步的交流，也失去了找到解决办法的机会。

6. 从集体讨论得出的问题中选1～2个例子（看好时间），用"解决问题"技巧和（或）"我"语句，寻找出解决方法。注意解决问题的建议必须来自组内成员，而不是小组长您。

问："谁有什么好主意吗？"等建议全列出后，让有这些问题的人说一下他（她）将采用哪条建议，然后再问他（她）会怎样运用"我"语句来交流自己的决定（如果这合适的话）。如此人应用"我"语句有困难，可请其他组员提供帮助，可问他们："您对这句话怎么回答？""我"语句也可用于表达对别人的良好感受和情感，这些情感有助于改善彼此的交流和友谊。

注意：当您做这个练习时，小心组员的隐蔽性的"您"语句，这种语句通常在"您"语句的前面加上"我觉得"，使人听起来像"我"语句，它们通常听起来是这样的："我觉得您……。"

活动6 结束 　　　　　5分钟

1. 请组员找好一个伙伴（不要是家属或亲戚）在本周给他（她）打电话，小组长应给没有找到相应的伙伴的人打电话，鼓励和支持他们的行动计划。

2. 提醒组员阅读一下《健康自我管理手册》相关内容，以了解与本课所讲内容相关的更多知识。

3. 提醒组员注意观察消极的自我交谈，并准备在下周反馈时汇报。

4. 提醒组员填写行动计划合同表，下次上课时带来。

5. 和组员商量关于下次"烹调的技巧"课的内容，有条件的可以进行"健康烹调菜肴比赛"活动，提高大家的兴趣。

6. 收回姓名卡。

7. 留几分钟回答组员可能的提问和打扫房间。

 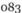

第六课

 目的

- 介绍烹饪的技巧。
- 帮助组员改变饮食习惯。
- 介绍常见的急救处理。
- 将分散注意力这一认知性症状管理技能介绍给组员。
- 利用社区资源开始一个锻炼计划。

 目标

在本课结束时，小组成员将应能够：

- 了解烹调的基本技巧。
- 知道至少2种分散注意力的方法。
- 掌握常见的急救措施。
- 知道至少3种寻找社区资源的办法。

材料

- 挂图
- 姓名卡
- 黑板/大白纸、水笔或粉笔
- 《健康自我管理手册》
- 面巾纸
- 秒表

　　如果进行"健康烹调比赛"活动的，要准备相应的物品

课程安排

（在上课前张贴课程安排）

活动1：反馈和制订行动计划（20分钟）

活动2：烹调的技巧（15分钟）

活动3：急救的处理（20分钟）

课间休息（10分钟）

活动4：寻找和利用社区资源（15分钟）

活动5：结束（5分钟）

 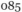

活动1 反馈和制订行动计划   20分钟

注意：鼓励全组所有成员积极参与。不要在有问题的成员身上花去过多的时间，应在休息的时候来处理他们的问题。

1.请每个人都做以下事情（从自己开始，先做示范，但尽量简短）：

● 叙述他（她）上周的行动计划。

● 谈谈行动计划完成的情况。

● 描述一下在计划实施过程中遇到的问题。

● 报告他们在过去一周中自我谈话的实践练习情况。

如果在以上的过程中，大家有什么问题的话，先询问有问题的本人是否有解决的办法？他（她）是否尝试过某种办法？

2.问问组内其余人是否有相似问题，请他们举一下手（该问题不一定与他们的行动计划有关）。

3.请大家集体讨论（头脑风暴法）：可行的解决办法，将这些办法写在黑板上或大白纸上，或让提出此问题的人记在自己的纸上。注意对这些建议不要做任何的评论或讨论。小组长也可说出自己的建议，但必须是在组内其他成员都参与提建议之后。

4. 询问各个问题的提出者是否愿意采用上述的一些建议。如果愿意的话，愿意用哪一个？并建议他（她）将有帮助的建议记录在行动计划合同表上。如果没有找出可行的建议，您可以告诉他（她）您会在休息时和他再讨论讨论。记住，不要在任何人身上花费太多时间。他若说了 2 次或 3 次"可以，但是……"，您就应该转向下一个组员。

5. 在组员报告上周的行动计划时，顺便叫他们制订下周的行动计划。

6. 请组员们朗读自己的行动计划，说说对完成整个计划的自信心有多高（10 分是非常自信，0 分是一点信心也没有）。必须强调，该分数并不等于他们认为自己完成该计划的百分率。而是他们有多大的自信在下一周内完成整个的行动计划。如果评分在 7 分或以下，则要应用"解决问题"的技巧来解决导致组员缺乏信心的问题，并建议其对行动计划做些调整（参照行动计划详述，帮助他们制订行动计划）。

7. 如果有人不能独立完成一份清楚的行动计划（具体的活动是什么、每天的次数、每周进行的天数），可先请组内其他成员帮忙出主意，小组

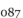

长先不要急着帮助他。在任何人身上花费的时间都不要超过 3 ~ 4 分钟。如果有人问题较多，请在课后个别辅导。

行动计划详述

详细内容参见第一课活动 7

活动 2　烹调的技巧　　　　　15 分钟

方法：

● 讲课

● 集体讨论（头脑风暴法）

● 解决问题

● 资料阅读：《健康自我管理手册》

1.合理烹调蔬菜的 4 项基本原则：

● 先洗后切：不要将蔬菜在水中浸泡时间过久，否则会使蔬菜中的水溶性维生素和无机盐流失过多。应用流动水冲洗后切菜。

● 急火快炒：急火快炒不仅可以减少维生素的损失，

还可促进胡萝卜素的吸收。

● 开汤下菜：维生素 C 含量高的适合生吃的蔬菜应尽可能凉拌生吃，或在沸水中焯 1 ~ 2 分钟后再拌。也可用带油的热汤烫菜。用沸水煮根类蔬菜，可以软化膳食纤维，改善蔬菜的口感。

● 炒好即食：已经烹调好的蔬菜应尽快连汤带菜食用，避免反复加热，以防营养素随储存时间延长而丢失，还可防止因细菌的硝酸盐还原作用增加剩菜中亚硝酸盐的含量。

2. 健康饮食不仅要选择营养丰富的食物，烹调食物的方法也有很多的技巧。

头脑风暴法：烹调的技巧有哪些?

（1）少加盐和味精。摄取过量的盐分和味精对

头脑风暴

身体绝无好处。可考虑用香料、调味醋、柑橘汁来取代盐。将大蒜和洋葱末（不是蒜盐和葱盐）加进肉类和汤中，味道亦不错。

除了某些菜肴需要先放盐外，一般的菜可以在起锅前放少量的盐，这样会增加口味，不觉得太淡。

（2）宜蒸不宜炒。尽量选择既能保持味道及颜色又能保留营养的烹调方式,用蒸的方法烹调蔬菜,

但应避免长时间烹调及高温破坏营养价值。

（3）增加蔬菜的食入。尝试在色拉及各种菜肴中加入不同种类的蔬菜，例如在汤中加入蔬菜、用切碎的红色或黄色辣椒来加强菜肴的味道、用腌水果来取代浓味的汤汁，并伴随肉类一起吃。

（4）尝试低脂肪的替代品。例如低脂乳酪、低脂色拉酱以及脱脂奶。在烘烤食品时，用两个蛋的蛋白代替一整只蛋，亦有显著降低脂肪和胆固醇之效。

（5）减少油脂。烹调时尽可能沥干油分，刚煎炸完的食物要用专用纸巾吸除油分。将吃不完的汤放在冰箱内，加热前便可将表面的油撇去。

（6）尽量减少明火烹调食物。尽量少用明火，以减低食物烧焦的机会。微波炉烹调是健康的烹调方式，因为烹调时间短，可以减少营养物质的流失。

（7）自制甜品控制脂肪量。在家中自制蛋糕时，选用苹果酱、李子酱或酸奶来取代奶油，可有效减低脂肪含量。

（8）选用全谷物面粉。尝试在制造面包和饼干时选用全麦面粉或麦片，或在面包中加入麦麸或麦芽。选择冷冻的乳酪、果子冻来代替冰淇淋。吃面包要涂酱的话，应选择果酱而不是牛油。

集体讨论（头脑风暴法）：您在使用健康盐勺和健康油

壶方面有什么经验吗？

（有条件的可以进行"健康烹调活动比赛"：愿意做一个健康菜肴的组员，现场制作或者从家里带来一个菜，并给菜取名，然后大家品尝交流。）

活动3　急救的处理　　　　20分钟

方法：

● 讲课

● 角色扮演

● 实践练习

● 讨论

● 资料阅读：《健康自我管理手册》

1. 如何打120急救电话？

注意：

● 口齿清晰，用标准普通话与对方交流。

● 说清病人的症状或伤情。

● 讲清现场地点、等车地点，尤其是当地明显的特征性标志物。

● 留下自己的姓名和电话号码，以方便联系。

角色扮演：活动中每2人一组练习"如何打急救电话"。由1人扮演打急救电话的求助者，1人

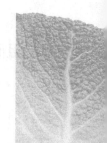

扮演 120 接电话人员。请至少 3 组到台前给大家演示。

注意：

● 演示时请观众与小组长不要讲话，不得打断演示过程。

● 认为有什么不适当的，请用笔记录下来。

讨论：在 3 组完成后大家一齐讨论存在的不足及需要改进的地方。

2. 外伤出血急救。要求：学会指压止血法。

方法是以手指压迫伤口近心侧的动脉干，使动脉血流受阻而达到止血，根据出血部位选择指压的位置。

由小组长分别指定脸面部、上肢、下肢不同的出血点，请大家运用指压止血法进行压迫。发现有不适宜的演示者，即时给予修正。

3. 心肺复苏术专题培训：由医生或护士专题讲解，红十字会提供相关培训，请与其联系确定专题培训时间。

学习心肺复苏术最好有医学教学用模拟人的模型。请参与者两人一组，进行练习。

课间休息　　　　　　　　　　　　　　　**10 分钟**

活动 4 寻找和利用社区资源 15 分钟

方法：

● 集体讨论（头脑风暴法）

● 讲课

● 资料阅读 :《健康自我管理手册》

1. 部分经验丰富、熟练的自我管理者知道从哪儿找到他们所需要的资源。大多数社区都有许多资源可供利用。问题在于那些需要相应服务的人往往不知如何获得这些服务。

头脑风暴

2. 集体讨论（头脑风暴法）: 有些什么办法能帮助我们在社区中寻找所需的资源？如果下面的哪一条在讨论中没有提到的，小组长请告诉大家：

● 社区信息和咨询服务 ;

● 询问居委会 ;

● 老年活动中心 ;

● 社区卫生服务中心 ;

● 社区图书馆 ;

● 志愿者服务组织 ;

● 打免费咨询、服务电话 ;

● 上网查询。

3. 找寻社区资源不是一个直线的过程。我们要充分利用社区中一些消息灵通人士，他们往往能在很短的时间内通过不同的途径寻找到所需要的资源。另外，寻找社区资源时保持眼界的开阔和创造性，将得到最好的结果，要充分调动我们的家人、朋友、亲戚的力量。

4. 有时在社区中寻找我们所需要的帮助意味着创造我们自己的一个互助小组。

小组长问问组员，他们对于如何建立一个互助小组有何好主意和建议。将这些建议写下来，并一起学习表18的内容。

表18　如何建立一个互助小组

1. 制订一个计划（民意测验个人的兴趣，请求支持和出主意）。

2. 得到援助，分配任务给有兴趣参加的人。

3. 选择好小组成立的日子。

4. 发邀请函（请他们尽量给您一个答复）。

5. 给大家打电话再追问他们一下。

6. 成立会上要合理安排娱乐、教育活动和其他的事务（将这些活动写在日程表上）。

（1）在人们参加一个互助小组之前，他们需要知道这个小组是否有趣，是否有必要。这需要一个计划，包括对未来的参加者进行民意测验（如对参加自我管理小组的组员），问他们是否愿意参加，请求他们的支持和他们对会议时间的想法，这个互助小组的活动内容和目的是什么等的一些建议。

（2）如果有足够多的人感兴趣，参加者可向其他人寻求帮助、分派任务，为组织第一次会议做些工作。这些工作可能包括接电话、写信、安排食物、找会议地点，等等。找会议地点可能是困难的，所以建议组员去找一些可以免费提供场所的组织，如图书馆、学校教室、老年活动中心或居委会、银行、医院和诊所。同时要记住，在选择地点时要考虑到组员的交通方便性。

（3）从民意测验中得到的信息同时也可帮助确定第一次会议的内容及开始的时间和地点。为照顾有兴趣的人的不同时间安排可能需要安排几次时间。例如，晚上和周末对于仍在工作的人更适合，而白天对老年人更好。

（4）寄信邀请个人参加并确定人数。也给其他相关小组或机构寄封信，如志愿者组织、医院——能够指导人们建立互助小组的机构。

（5）如果可能，打电话提醒并欢迎会议成员。

（6）试着合理安排每次会议的内容，将时间合理安排给娱乐、教育活动及一些其他事务（如计划下一次会议、寻求任务帮助等）。

5.小组长记着鼓励组员成立自己的互助小组，不要答应给他们成立一个这样的小组。因为这是自我管理的课程，所以请把这任务交给他们。

活动 5　结束　　　　　　　　5 分钟

1.推荐组员阅读《健康自我管理手册》相关内容。

2.请他们看看他们仍有疑问的材料，并在下周上课时把它们带来。

3.提醒组员填好他们的行动计划合同表，下次课带来。

4.收回姓名卡。

5.留点时间回答组员可能的提问及打扫房间。

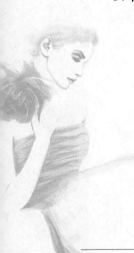

第七课

 目的

- 学习如何应对压力。
- 学习处理抑郁和情绪低落的方法。
- 学会如何预防和管理戒烟后的复吸。
- 实践解决问题步骤和方法。

 目标

- 知道如何应对压力事件。
- 说出 5 种抑郁症状，知道 3 种管理轻微抑郁症状的方法。
- 知道戒烟后复吸的预防和管理方法。
- 为未来的一周制订行动计划。

材料

- 挂图
- 黑板／大白纸、水笔或粉笔
- 面巾纸

课程安排

（在上课前张贴此课程安排）

活动 1：反馈和制订行动计划（20 分钟）

活动 2：压力的管理（15 分钟）

课间休息（10 分钟）

活动 3：戒烟后复吸的预防和管理（20 分钟）

活动 4：放松练习（10 分钟）

活动 5：结束（5 分钟）

活动 1　反馈和制订行动计划　　　　20 分钟

注意：鼓励全组所有成员积极参与。不要在有问题的成员身上花去过多的时间——应在休息的时候来处理他们的问题。

1. 请每个人都做以下事情（从自己开始，先做示范，但尽量简短）：

（1）叙述他（她）上周的行动计划。

（2）谈谈行动计划完成的情况。

（3）描述一下在计划实施过程中遇到的问题。

如果在以上的过程中，大家有什么问题的话，先询问有问题的本人是否有解决的办法？他（她）是否尝试过某种办法？

2. 问问组内其余人是否有相似问题，请他们举一下手（该问题不一定与他们的行动计划有关）。

3. 请大家集体讨论（头脑风暴法）可行的解决办法，将这些办法写在黑板上或大白纸上，或让提出此问题的人记在自己的纸上。注意对这些建议不要做任何的评论或讨论。小组长也可说出自己的建议，但必须是在组内其他成员都参与提建议之后。

4. 询问各个问题的提出者是否愿意采用上述的一些建议。如果愿意的话，愿意用哪一个？并建议他（她）将有帮助的建议记录在行动计划合同表上。如果没有找出可行的建议，您可以告诉他（她）您会在休息时和他再讨论讨论，等等。记住，不要在任何一个人身上花费太多时间。他若说了2次或3

次"可以，但是……"您就应该转向下一个组员。

5. 在组员报告上周的行动计划时，顺便叫他们制订下周的行动计划。

6. 请组员们朗读自己的行动计划，说说对完成整个计划的自信心有多高（10分是非常自信，0分是一点信心也没有）。必须强调，该分数并不等于他们认为自己完成该计划的百分率。而是他们有多大的自信在下一周内完成整个的行动计划。如果评分在7分或以下，则要应用"解决问题"的技巧来解决导致组员缺乏信心的问题，并建议其对行动计划做些调整（参照行动计划详述，帮助他们制订行动计划）。

7. 如果有人不能独立完成一份清楚的行动计划（具体的活动是什么、每天的次数、每周进行的天数），可先请组内其他成员帮忙出主意，小组长先不要急着帮助他。在任何人身上花费的时间都不要超过3～4分钟。如果有人问题较多，请在课后个别辅导。

行动计划详述

详细内容参见第一课活动7

活动 2　压力的管理　　　　15 分钟

方法：

● 讲课

● 集体讨论（头脑风暴法）

● 实践练习

● 资料阅读 :《健康自我管理手册》

1. 集体讨论（头脑风暴法）: 您的压力来源有哪些？

每人讲 1～2 种最主要的压力来源，由小组长写在黑板或白纸上，对于相同的压力源，请用正字计数，所有人讲完后看看本组人的压力来源（包括工作压力与生活中的压力）有哪些? 哪些是主要的压力源?

常见的压力源有 :

● 个体 : 自身健康状况不佳，过分追求完美型的性格。

● 群体 : 人际矛盾、冲突较多。

● 组织 : 内部缺少公正、公平的氛围。

● 工作 : 工作要求高，自己无法跟上要求的变化 ; 工作中的自主权少，工作中得到的社会支持

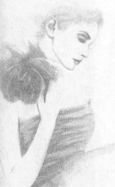

少，工作中付出回报失衡，收入相对较低，缺少个人发展空间。

● 家庭：夫妇矛盾、子女教育、老人生病、经济上的困难。

压力来源广泛，对于个人而言，不同时期有不同的压力，需要正视当前所面临的主要压力，并设法解决，学会别为明天担忧。

2. 集体讨论（头脑风暴法）：压力对健康影响的主要表现有哪些?

请小组长将大家发言写在黑板或白纸上。

每人最多回答 3 种症状，由组员分别发言，对于相同的症状，请用"正"字计数。

压力对人们的影响表现为 3 方面，即情感反应、日常行为和自觉症状。

压力所引发的情感反应：

● 容易哭泣　　　　● 压抑

● 幽默不再　　　　● 缺乏自信

● 自尊心降低　　　● 自我形象不佳

● 丧失热情　　　　● 情绪波动、不稳定

● 愤世嫉俗　　　　● 焦虑

● 比平时更紧张　　● 情感脆弱

● 比平时易怒

压力所引发的行为改变：

● 比平时更容易出事故　● 同好友疏远

● 工作表现不良　　　　● 爱忘事

● 自我忽视　　　　　　● 富有攻击性

● 性欲降低　　　　　　● 过分忙碌，不能放松

● 没有食欲或过食　　　● 吸烟、喝酒加剧

● 言语不畅

压力所引发的自觉症状：

● 经常头疼、失眠　　　● 腰背痛

● 胃痛、肠胃功能紊乱　● 头皮刺痛

● 体重明显变化　　　　● 眼睛酸疼

● 偏头痛　　　　　　　● 皮肤瘙痒

● 心悸、耳鸣　　　　　● 出汗过多

● 便秘、尿频　　　　　● 容易疲倦

● 手脚发冷、腿脚抽筋　● 早醒

● 模糊的疼痛感

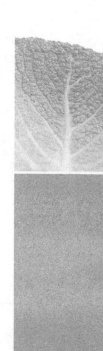

3. 集体讨论（头脑风暴法）：应对压力主要有哪些方法？压力应对又称为压力管理，可使用的方法有许多种，简略来说有以下几种。

● 调整自身的性格；

● 提高自身的技能；

● 学会时间管理；

● 采取果断的行为方式；

● 改善人际沟通、交流技巧；

● 学会放松与自我减压，方法有多种，如宣泄法、注意力转移、调整心态。

4.请将大家回答的压力源根据重要性与紧迫性进行分类（表 19）。

表 19 压力的分类

重要性	紧迫性低	紧迫性高
高	事业发展 个人技能发展 访问朋友 保持健康体质	会见重要客户 出席会议做报告 就医 付账单
低	个人管理 社交活动 娱乐	接电话 条件反射性的惊慌 婴儿啼哭

课间休息   **10分钟**

活动3 戒烟后复吸的预防和管理 20分钟

方法:

● 集体讨论（头脑风暴法）

● 讲课

1. 什么是复吸？复吸是戒烟者在坚持不吸烟一段时间后又开始吸烟了。复吸是吸烟者非常困惑的问题。如何避免复吸？戒烟之后又吸烟该怎么办？

这里要澄清一个认识：戒烟后偶尔吸一支烟并不是复吸！

而戒烟后偶尔吸一支只是一次过失吸烟，并不代表复吸！如何对待过失吸烟，关系到戒烟的成败。应该看到，戒烟后又偶尔吸烟是一个常见的现象，关键是应该从此总结原因，避免下次再发生，为自己的戒烟成功增加经验。不必为此内疚、自责、懊悔甚至丧失信心。这是戒烟的大忌。

记住，尽管每次复吸都是从偶尔的过失开始，但并不是每一次偶尔的过失都导致复吸。接受教训，加强自我控制，您就会成功。

2. 集体讨论（头脑风暴法）：哪些因素可能会

导致复吸？举例说明可能导致复吸的因素。

● 在精神紧张或压力很大的时候；

● 想使感觉更好；

● 在诱惑和欲望面前屈服；

3. 集体讨论（头脑风暴法）：如何避免复吸？

● 提高自信；

● 控制焦虑、愤怒、沮丧等不良情绪；

● 为自己创造有利于戒烟的环境；

● 向家人、支持戒烟的朋友寻求支持；

● 转移对吸烟渴望的注意力。

4. 讲课：避免自己打败自己——复吸者典型的想法和感受。

● 内疚：我让大家失望了。

● 沮丧：我这一次又失败了。

● 生气：如果不是这样，我就成功戒烟了。

● 后悔：我如果不吸那支烟该多好。

● 灰心：我真的戒不了烟了。

而这些内疚、后悔的情绪往往是导致您继续吸烟的原因。谁都有这个可能，戒烟后又禁不住诱惑，偶尔吸一支烟，但是我们必须要做的是：

● 避免复吸；

● 能够正确应对偶尔吸一支烟的情况。

为避免复吸，减少可能导致吸烟的机会。刚开始戒烟时要避免受到吸烟的引诱。减少去那些可能有人吸烟的场所。如果有朋友邀请您参加聚会，而参加聚会的人都吸烟，那么至少在戒烟初期应婉言拒绝参加此类聚会，直到自己觉得没有烟瘾为止，再逐步增加自己的接触机会，提高自己的自信心。

经受得住重新吸烟的考验：戒烟后又吸烟不等于戒烟失败，吸了一口或一支烟后并不是"一切都太晚了"，但要仔细分析重新吸烟的原因，避免以后重犯。很多人戒烟一段时间后，偶尔吸了一支，就会产生沮丧、后悔等心理，甚至因此而丧失了成功的信心，放弃了戒烟。其实，戒烟后偶尔吸一支并不意味着失败，您仍然在成功的路上。关键是分析一下自己为什么又会吸这支烟，下次如何避免。

要永远充满信心：戒烟者应当认识到，虽然戒烟是很困难的过程，但已经有上百万吸烟者成功戒烟。

活动 4　放松练习　　　　10 分钟

方法：

● 实践练习

1. 现在我们将有机会练习一次我们已学过的放松技巧。首先我们将做几次腹式呼吸，然后要么做渐进性肌肉放松，要么做引导性想象——让大家挑选做哪个练习！

2. 供选择的稿子有"渐进性肌肉放松"和"乡村漫步"，请大家举手表决他们希望做哪个。

3. 让组员示范做几分钟腹式呼吸（不超过 3 ~ 4 分钟）。小组长四处走动以检查每个人是否做得正确。指出这种深呼吸是怎样产生自然放松的感觉的。

4. 当大家还在做深呼吸时，就开始朗读全组选定的放松的稿子（稿子印在下面）或用录音机放自制的磁带。

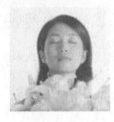

渐进性肌肉放松

详见第三课的活动 4

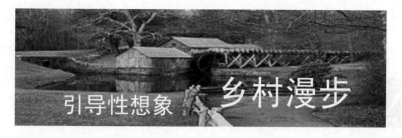

引导性想象　乡村漫步

详见第四课的活动 3

活动5　结束 5分钟

1. 让组员阅读《健康自我管理手册》相关内容。

2. 收回姓名卡。

3. 留几分钟回答组员可能的提问并打扫房间。

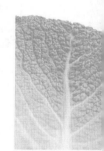

第八课

 目的

- 教给组员四季的健康管理方法。
- 了解食品安全对健康的重要意义。

 目标

- 在这课结束时，小组成员们能做到以下几点：
- 知道季节变化对人体的影响。
- 学会保健进补的一些原则。
- 知道如何避免食品安全上的问题。

材料

- 挂图

- 黑板 / 大白纸、水笔或粉笔

- 面巾纸

课程安排

（在上课前张贴此课程安排）

活动 1：反馈和制订行动计划（20 分钟）

活动 2：健康四季管理（20 分钟）

课间休息（10 分钟）

活动 3：食品安全（20 分钟）

活动 4：放松练习（10 分钟）

活动 5：结束（5 分钟）

活动 1　反馈和制订行动计划　　　　20 分钟

注意：鼓励全组所有成员积极参与。不要在有问题的成员身上花费过多的时间，应在休息的时候来处理他们的问题。

1. 请每个人都做以下的事情（从自己开始，先做示范，但尽量简短）：

（1）叙述他（她）上周的行动计划。

（2）谈谈行动计划完成的情况。

（3）描述一下在计划实施过程中遇到的问题。

如果在以上的过程中，大家有什么问题的话，先询问有问题的本人是否有解决的办法？他（她）是否尝试过某种办法？

2. 问问组内其余人是否有相似问题，请他们举一下手（该问题不一定与他们的行动计划有关）。

3. 请大家集体讨论（头脑风暴法）可行的解决办法，将这些办法写在黑板上或大白纸上，或让提出此问题的人记在自己的纸上。注意对这些建议不要做任何的评论或讨论。小组长也可说出自己的建议，但必须是在组内其他成员都参与提建议之后。

4. 询问各个问题的提出者是否愿意采用上述的一些建

议。如果愿意的话,愿意用哪一个？并建议他(她)将有帮助的建议记录在行动计划合同表上。如果没有找出可行的建议，您可以告诉他（她）您会在休息时和他再讨论讨论，等等。记住，不要在任何一个人身上花费太多时间。他若说了2次或3次"可以,但是……"您就应该转向下一个组员。

5. 在组员报告上周的行动计划时，顺便叫他们制订下周的行动计划。

6. 请组员们朗读自己的行动计划，说说对完成整个计划的自信心有多高（10分是非常自信，0分是一点信心也没有）。必须强调，该分数并不等于他们认为自己完成该计划的百分率。而是他们有多大的自信在下一周内完成整个的行动计划。如果评分在7分或以下，则要应用"解决问题"的技巧来解决导致组员缺乏信心的问题，并建议其对行动计划做些调整（参照行动计划详述，帮助他们制订行动计划）。

7. 如果有人不能独立完成一份清楚的行动计划（具体的活动是什么、每天的次数、每周进行的天数），可先请组内其他成员帮忙出主意，小组长先不要急着帮助他。在任何人身上花费的时间都不要超过 3 ~ 4 分钟。如果有人问题较多，请在课后个别辅导。

行动计划详述

详细内容参见第一课活动 7

活动 2　健康四季管理　　　　　20 分钟

方法：

● 讲课

● 集体讨论（头脑风暴法）

● 资料阅读：《健康自我管理手册》

1. 人人都希望自己身体健康，但是有很多危险因素会危害我们的健康，同时使我们容易患上各种慢性病，一旦得了慢性病，这些疾病将伴随我们一生。我们每时每刻，进行各种活动时，都可能受到它们的影响。那到底有哪些是可能会影响健康的危险因素呢？有很多，如表 20 所示。

表 20 影响健康的主要危险因素

● 遗传因素

● 医疗条件

● 自我保健，包括合理营养、体力活动、戒烟、限酒、保持合适体重等，这些都会在相关章节中介绍

● 社会因素

● 环境因素，包括气候因素。因此我们将在本章节中介绍关于四季健康的管理

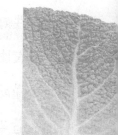

2. 气候会影响我们的健康，那么在每个季节里都有相应该注意的问题，应该注意的问题有很多，同样，解决相应问题的方法也有很多，如头脑风暴法：讨论每个季节应该注意的健康问题。

当大家的讨论完成后，请确保以下的几点都说到了：

●春天注意防止旧病复发。

●盛夏防暑防病。

●秋天防燥、防过敏。

●冬天防发胖及口唇干裂。

3. 上述与四季相关的健康问题，我们都将介绍

给大家（在课前应充分准备和试讲一下本次课的内容）。我们按照四季防病特点，给大家做简要的说明，一般来说可以分为：

（1）春天：重视防风御寒，适时增减衣服；合理饮食，忌油腻、生冷食物；改变居室环境，室内要经常打扫，保持清洁整齐，门窗要常开；要保证充足的睡眠，春季宜晚睡早起；加强体育锻炼，提高身体素质；防止肝炎等传染性疾病。

（2）盛夏：穿宽松舒爽的夏装，力求简单、单薄、透气性好，宽松舒适，素雅大方，选择吸汗透气好的面料服装，衣服一定要每日一换洗；饮食清淡重营养；外出注意防晒；谨防夏令"家电病"，如空调病、冰箱病、电扇病等；坚持适当锻炼，但忌锻炼后立即洗凉水澡，忌大量喝水，忌大量吃冷饮，忌在强烈的阳光照射下锻炼。

（3）秋天：防燥、防过敏，饮食调养是预防秋燥的关键；加强锻炼，适应"秋冻"，不忙添衣。

（4）冬天：防发胖及口唇干裂；冬季穿衣切忌"两头紧"；冬季宜早睡晚起。

课间休息　　　　　　　　　　　　　**10分钟**

活动3   食品安全   20分钟

方法：

● 讲课

● 集体讨论（头脑风暴法）

● 实践练习

● 资料阅读：《健康自我管理手册》相关内容

请讨论以下问题：

1. 目前食品安全中存在的主要问题是什么？食品污染的来源有哪些？

集体讨论（头脑风暴法）：请小组长将大家发言写在黑板或白纸上。

食品安全：指食品无毒、无害，符合应当有的营养要求，对人体健康不造成任何急性、亚急性或者慢性危害。

食品安全中存在的主要问题是食品污染。食品污染指食品从原料的种植、生长到收获、捕捞、加工、储存、运输、销售到食用前的整个过程的各个环节，可能被某些有毒有害物质污染而使食品的营养价值和质量降低，从而对人体产生不同程度的危害。

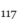

食品污染的来源有：

● 生物性污染；

● 农药化肥污染；

● 其他化学性污染：① 天然毒素及过敏原；② 激素、兽药残留；③ 重金属与某些难以降解的有机化合物超标；④ 添加剂的非法使用；⑤ 食品包装材料、容器与设备带来的污染；⑥ 其他：由于原料中含有或生产加工过程中形成的一些有害物质。

2. 食品污染所带来的主要健康问题有哪些？主要表现为以下形式：

● 急性中毒；

● 慢性中毒。

3. 日常生活中自己如何做才能保证食品安全？讨论中请注意以下方面。

（1）日常生活中食品安全需要关注两个主要环节：

● 食品的选择；

● 食品烹调与储藏。

（2）采购和选择安全食品注意事项：

● 购买有安全标志的食品；

● 学习读懂食品标签；

● 食品新鲜是质量保证的基本要求；

● 时令产品与大路货可能是最安全的食品；

● 对于广告要有自己的判断与评估，不要盲目相信；

● 食品安全与食品价格无关。

活动 4　放松练习　　　　　10 分钟

方法：

● 实践练习

1. 现在我们将有机会练习一次已学过的放松技巧。首先我们将做几次腹式呼吸，然后要么做渐进性肌肉放松，要么做引导性想象——让大家挑选做哪个练习。

2. 供选择的稿子有"渐进性肌肉放松"和"乡村漫步"，请大家举手表决他们希望做哪个。

3. 让组员示范做几分钟腹式呼吸（不超过 3 ～ 4 分钟）。小组长四处走动以检查每个人是否做得正确。指出这种深呼吸是怎样产生自然放松的感觉的。

4. 当大家还在做深呼吸时，就开始朗读全组选定的稿子，或用录音机放自制的磁带。

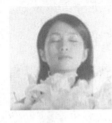

渐进性肌肉放松

详见第三课的活动 4

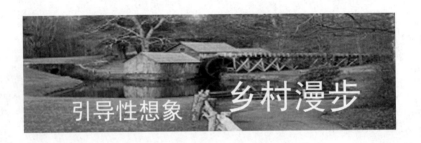

引导性想象　乡村漫步

详见第四课的活动 3

活动5　结束　　　　　　　　　　　　　　5分钟

1. 鼓励组员以后继续打电话彼此给予支持。

2. 提醒组员继续使用行动计划作为改变行为的工具。

3. 如果他们想要的话，将组员的通讯录（电话和地址）分发给他们。

4. 收回姓名卡。

5. 留几分钟回答可能的提问，如果小组长愿意的话，可以小聚会的形式结束，但该聚会要在下课之前结束。

第九课

 目的

- 学习任何遵从用药治疗的原则。
- 学会如何减少药物治疗的副作用。
- 学习如何整理和保存化验单。
- 学习如何看化验单。

 目标

在本课结束时，小组成员能够：

- 知道至少两种记住按时服药的办法。
- 能区分药物的过敏反应与药物副作用。
- 知道至少两种减轻他们药物治疗副作用的办法。
- 利用《健康自我管理手册》和其他资料，学习有关他们所服药物的知识。

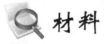

材料

- 挂图
- 黑板/大白纸、水笔或粉笔
- 《健康自我管理手册》
- 面巾纸

课程安排

（在上课前张贴此课程安排）

活动1：反馈和制订行动计划（30分钟）

活动2：药物的合理使用（20分钟）

课间休息（10分钟）

活动3：学会看化验单（15分钟）

活动4：放松练习（10分钟）

活动5：结束（5分钟）

活动1　反馈和制订行动计划　　　30分钟

注意：本课的一开始，反馈和制订行动计划是合起来进行的，要鼓励所有组员都积极参与，不要将时间全花在个别有问题的组员身上，应在休息的时候处理他们的问题。

　　1. 请每个人做以下事情（从自己开始，先做示范，但尽量简短）：

　　（1）叙述他（她）上周的行动计划；

　　（2）谈谈行动计划完成的情况；

　　（3）描述在计划实施过程中或在测定自己的健康水平（上周的）时，遇到的问题。

　　如果在以上的过程中，大家有什么问题的话，先询问有问题的本人是否有解决的办法？他（她）是否尝试过某种办法？

　　2. 问问组内其余人是否有相似问题，请他们举一下手（该问题不一定与他们的行动计划有关）。

　　3. 请大家集体讨论（头脑风暴法）可行的解决办法，将这些办法写在黑板上或大白纸上，或让提出此问题的人记在自己的纸上。注意对这些建议不要做任何的评论或讨论。小组长也可说出自己的建议，但必须是在组内其他成员都参与提建议之后。

　　4. 询问最早提出问题者是否愿意采用上述的一些建议。如果愿意的话，愿意用哪一个？并建议他（她）将有帮助的建议记录在行动计划合同表上。

如果没有找出可行的建议，可以告诉他（她）您会在休息时和他再讨论讨论。记住，不要在任何一个人身上花费太多时间。他若说了2次或3次"可以，但是……"您就应该转向下一个组员。

5. 要求组员制订下周的行动计划。

6. 请组员们朗读自己的行动计划，说说对完成整个计划的自信心有多高（10分是非常自信，0分是一点信心也没有）。如果评分在7分或以下，则要应用"解决问题"的技巧来解决导致组员缺乏信心的问题，并建议其对行动计划做些调整（参照行动计划详述，帮助他们制订行动计划）。

7. 如果有人不能独立完成一份清楚的行动计划（具体的活动是什么、每天的次数、每周进行的天数），可先请组内其他成员帮忙出主意，小组长先不要急着帮助他。在任何人身上花费的时间都不要超过3～4分钟。如果有人问题较多，请在课后个别辅导。

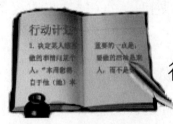

行动计划详述

详细内容参见第一课活动7

活动2　药物的合理使用　　　20分钟

方法：

● 讲课

● 集体讨论（头脑风暴法）

● 资料阅读：《健康自我管理手册》

1. 药物治疗可能是治疗慢性病中最重要的部分。虽然药物治疗不能彻底治愈疾病，但它们能控制病情，并使您的生活更舒适。通常药物治疗有以下几个目的（表21）。

表21　药物治疗的目的

● 通过化学反应减轻症状（如气管喷雾剂）

● 防止发生更多的问题（如糖尿病）

● 改善病症或延缓病程的进展（如心脏病）

● 补充身体不再产生的物质（如胰岛素、雌激素）

2. 在课前应充分准备和试讲一下本次课的内容。

虽然药物治疗很有帮助，但它们也有不足之处。一些药物治疗所产生的问题如表22所示。

表 22　药物治疗中的问题

● 药物的不良作用

● 药物之间的拮抗作用

● 如何记住（服药时间）

● 药物费用

3.药物的不良作用有几种类型，无效、过敏和副作用是最常见的类型。让我们就此讨论一下。

（1）无效是指由于症状没有改善，而使您认为药物治疗没有起作用。在一些情况下，如高血压的治疗，由于高血压经常没有症状，药物发挥了作用您也觉察不出来。在另一些情况下，一些药物可能让您的症状在检查时没什么变化。也就是说，您的症状不会改善也不会恶化。它也可能是让您的症状加重的速度减缓了。当然，有的时候，无效确实意味着药物不起作用，或者该药物需要较长的时间才能发挥药效。在向医生咨询、弄明白之前，不要停止服用您认为"无效"的药。

（2）对药物的过敏是药物的另一种不良作用。过敏通常比较容易发现。您可能会出现皮疹、风团、肿胀，打喷嚏或呼吸困难。药物过敏是危险的。当它发生时，应马上停止服药并去看医生。

（3）副作用是最常见的药物不良作用。任何药物治疗，除了有益的治疗作用外,总伴随着不受欢迎的作用。副作用包括嗜睡、便秘、腹泻、头重脚轻、恶心、呕吐、头昏等。

很多情况下,药物的副作用可通过严格遵照医嘱而避免,如与食物同服、用一大杯温开水送服、在上床睡觉的时候服用等等。如果您有副作用,一定要告诉医生。医生可以给您一些建议以减轻您的副作用。当然最终决定是否服药的人是您自己。服药所得到的治疗的好处是否比副作用对您更重要?如果不是的话,可以和医生商量换一种副作用小的药。在与医生联系之前,不要因为副作用而停止服药。

在医生给您开处方的时候就问问医生,所开的药有没有副作用?什么情况下出现?是什么样的副作用?

4. 药物的拮抗作用是在您同时服用多种药后产生的不利反应或交互作用,就像人一样,不是所有的药都可以"和睦相处"。慢性病患者因为症状多而往往服用多种药物。为了减少所服药的数量和由此带来的危害,您与医生之间建立伙伴式的关系是很重要的。关于药物的使用,作为患者您要做到以下几点（表23）。

表23   患者在药物治疗方面的责任

> ● 告诉医生您服用的所有药物和剂量（也包括自己在药房购买的药物）
>
> ● 确定您需要服哪些药
>
> ● 选择恰当的药物（若有多种类似的药物可供选择，应综合考虑药物的副作用、药价、服药次数、服药时间等，进行选择）
>
> ● 向医生报告每种药的效果（是否起作用）
>
> ● 尽量服用处方药
>
> ● 如果您没按医嘱服药或根本没服药，请告诉医生

下周上课时，我们将更多地讨论如何与医生合作的问题。

5.请记住，服药是慢性病患者的一个重要的问题（不恰当服药，甚至可以是导致药物无效的一个原因）。

集体讨论（头脑风暴法）：有什么办法可以帮助记住服药？千万记住将服药与日常的生活习惯或每天一定要进行的活动，如刷牙等联系在一起。

6.最后，费用也是影响服药规则与否的一大决定因素。以下是能减少药物费用的一些可行的办法：

● 尽可能买大众化的、一般性的药物。

● 去最便宜的药房——不同药房的价格有时变化很大。

7. 鼓励组员阅读《健康自我管理手册》的有关章节，多询问医生或药剂师，以了解某种具体药物的更多知识。

8. 作为家庭作业，建议每个人列出自己服用药物的清单，包括所有的药名、剂量和服用原因。建议他们每次看病或咨询其他医学专家的时候，把这个服药清单带去，并不断更新它。

课间休息　　　　　　　　　　　10 分钟

活动 3　学会看化验单　　　　　15 分钟

方法 :

● 讲课

● 集体讨论（头脑风暴法）

● 资料阅读 :《健康自我管理手册》

1. 您的家是保存居家医疗记录的好地方。可用活页纸或中间有分隔页的笔记本，来保存每位家庭成员的记录。每个人的记录都应该有一个列明以下资料的封面：

● 已诊断的慢性疾病（如高血压、糖尿病、关节炎、哮喘等）。

● 任何已知对药物、食物或昆虫的过敏。

● 在紧急情况下至关重要的资料，例如是否使用起搏器或助听器，是否有糖尿病或癫痫，是否有视力或听力障碍。

● 主诊医生的姓名和电话号码。

也可以包括以下的资料：

● 一份最新的药物清单，其中包括目前用药的药品名称、目的、剂量、说明及开处方的医生姓名，以及处方日期。

● 免疫注射的记录，包括儿童时期接受免疫的日期，以及接受破伤风加强剂、流感疫苗注射及肺炎球菌疫苗注射的日期。

● 血压、胆固醇、视力及听力的健康检查结果。

● 癌症筛检结果的记录，例如子宫颈涂片检查、乳房X线造影筛查、结肠镜检查以及前列腺特定抗原（PSA）检验等。

● 重大疾病和严重受伤的记录，例如肺炎、支气管炎和骨折等。

● 任何重大的外科手术和入院的记录。

● 您的家族成员所患的重大疾病的清单（例如心脏病、中风、癌症或糖尿病）。

2. 一旦患有慢性病，就经常要到医院接受各种临床检查，以便了解我们的身体状况。有些人总希望通过多个医疗单位的化验结果进行综合判断，以确定自己是否健康。但是，有时会出现在一家医院化验正常，在另一个医院却不正常的情况。那么，为什么会出现这种情况呢？原因是多方面的。

（1）最常见的原因是体检者未仔细阅读"体检须知"，留取标本不当，以致使同一个人两次检测的标本实际上并不相同。例如，抽血前是否处于安静状态，因有些项目，如转氨酶等在剧烈运动后会升高；留取的尿液是否晨尿，因清晨第一次尿与平时的随机尿检查结果相差较大。

（2）体检者两次体检时的身体状况不一致。如体检者是否服用了药物，有些药物会影响测定项目（如转氨酶、肌酐等），或女性体检者是否处于月经期等。

（3）有可能是因为两家医院的测定方法不同，

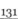

使用的仪器不同造成结果有差异。

（4）另一种可能就是医务工作者责任心不强，张冠李戴，弄错了标本。

如果出现两家医院的检验结果不一致时，体检者不必惊慌，可要求医务人员作出合理的解释，并在医务人员的指导下正确留取标本，配合他们找出原因，还自己身体健康状况的本来面目。

3. 每当您在医院做化验后，看到天书般的化验报告单，往往都会有一种强烈的无助感，为什么我看不懂这些化验单呢？

集体讨论（头脑风暴法）：如何粗略地看懂化验单？

检验报告单是检查所得出的客观数据记录。检验项目很多，这里只从定性和定量两个方面，概略地作一介绍。

● 定性检验是看送检的标本中有没有"待检物"（即想要查的东西）。一般来说，有待检物存在，报告为"阳性"，反之报告"阴性"。正常时不应有的待检物出现了，称为"阳性"，即为不正常。

● 定量检验表示检验标本中待检物含量的多少。不同地区不同方法测出的检验参考值略有差异，参考值不等于正常值，只是一个正常范围。

活动4　放松练习　　　　10分钟

方法：

● 实践练习

1. 现在我们将有机会练习一次已学过的放松技巧。首先我们将做几次腹式呼吸，然后要么做渐进性肌肉放松，要么做引导性想象——让大家挑选做哪个练习。

2. 供选择的稿子有"渐进性肌肉放松"和"乡村漫步"，请大家举手表决他们希望做哪个。

3. 让组员示范做几分钟腹式呼吸（不超过 3 ～ 4 分钟）。小组长四处走动以检查每个人是否做得正确。指出这种深呼吸是怎样产生自然放松的感觉的。

4. 当大家还在做深呼吸时，就开始朗读全组选定的放松的稿子（稿子印在下面）或用录音机播放自制的磁带。

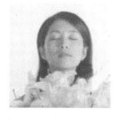 **渐进性肌肉放松**

详见第三课的活动4

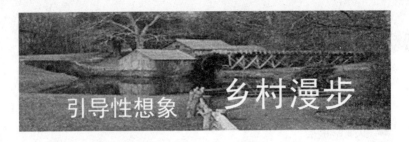

引导性想象 乡村漫步

详见第四课的活动 3

活动 5　结束　　　　　　　　　　5 分钟

1. 鼓励组员以后继续打电话彼此给予支持。

2. 提醒组员继续使用行动计划作为改变行为的工具。

3. 如果他们想要的话，将组员的通讯录（电话和地址）分发给他们。

4. 收回姓名卡。

5. 留几分钟回答可能的提问，如果小组长愿意的话，可以小聚会的形式结束，但该聚会要在下课之前结束。

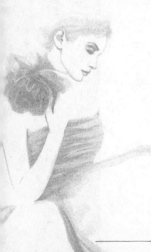

第十课

 目的

- 教组员如何和医生交流，如何更多地参与自己的治疗。
- 教组员如何将所学到的技能综合应用到将来的计划中去。

 目标

在这课结束时，小组成员能做到以下几点：

- 掌握能用于和医生交谈的交流技巧。
- 为在将来处理他们所患的疾病制订一个计划。
- 清楚他们在管理慢性病方面的责任。

材料

- 挂图
- 黑板／大白纸、水笔或粉笔
- 《健康自我管理手册》
- 面巾纸

 ## 课程安排

（在上课前张贴此课程安排）

活动1：反馈／解决问题（20分钟）

活动2：将您的情况告诉医务人员（15分钟）

活动3：与医生配合（20分钟）

课间休息（10分钟）

活动4：放松练习（20分钟）

活动5：回顾过去，展望未来（30分钟）

活动6：结束（5分钟）

活动1 反馈/解决问题 20分钟

注意：鼓励全组所有成员积极参与。不要在有问题的组员身上花费过多的时间，应在休息的时候来处理他们的问题。

1. 请每个人都做以下事情（从自己开始，先做示范，但尽量简短）：

● 叙述他（她）上周的行动计划。

● 谈谈行动计划完成的情况。

● 描述一下在计划实施过程中遇到的问题。

2. 如果大家有什么问题的话，先询问有问题的本人是否有解决的办法？他（她）是否尝试过某种办法？

3. 问问组内其余人是否有相似问题，请他们举一下手（该问题不一定与他们的行动计划有关）。

4. 请大家集体讨论（头脑风暴法）可行的解决办法，将这些办法写在黑板上或大白纸上，或让提出此问题的人记在自己的纸上。注意对这些建议不要做任何的评论或讨论。小组长也可说出自己的建议，但必须是在组内其他成员都参与提建议之后。

5. 询问各个问题的提出者是否愿意采用上述的

一些建议。如果愿意的话，愿意用哪一个？并建议他（她）将有帮助的建议记录在行动计划合同表上。如果没有找出可行的建议，可以告诉他（她）您会在休息时和他再讨论讨论。记住，不要在任何人身上花费太多时间。他若说了 2 次或 3 次"可以，但是……"您就应该转向下一个组员。

6. 鼓励组员今后继续给自己制订行动计划。复习解决问题的步骤，提醒组员这是自我管理的基础（参见第二课的表 6）。

活动 2　将您的情况告诉医务人员　　　15 分钟

方法：

● 讲课

● 资料阅读：《健康自我管理手册》

1. 医务人员在诊断时，我们一定要准确地报告症状。但是，仅仅准确报告症状是不够的，我们还必须监测和报告所患疾病的发展趋势，以及平时做了些什么来管理所患的疾病。症状是有所好转了？还是没有变化？还是变得更糟了？变化是快还是慢？生活中的一些改变是否影响了我们的疾病？为了管理疾病，我们自己做了些什么？这些措施是否有作用？这些都对卫生保健人员处理慢性病很有帮助。

2. 大多数慢性病的症状都会有时出现，有时自行消失，或时好时坏。这样，疾病的变化便形成了一条忽上忽下的轨迹（曲线）（图3）。

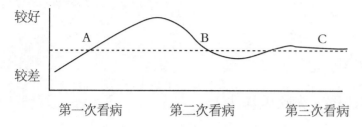

图3　疾病的变化轨迹

3. 在这张图上字母 A、B、C 代表一个特定的症状，我们能看到，虽然 3 个字母都在相同程度的水平上，但在卫生保健人员评估和决定是否继续维持或改变治疗方案的时候，它们可能就意味着完全不同的情况。

在 A 情况下，情况看来在好转，维持治疗方案甚至减少用药是可能的选择；在 B 情况下，疾病正在恶化，因此，可能需要增加其他的治疗措施；在 C 情况下，病情处于一段稳定期，维持原来的治疗方案是最好的选择。

除非我们向卫生保健人员报告病情，否则他们是无法知道我们所患疾病的发展趋势的。

活动 3 与医生配合 20 分钟

方法：

● 讲课

● 集体讨论（头脑风暴法）

● 解决问题

● 材料阅读：《健康自我管理手册》

1. 让医生不断知道您的病情是很重要的，但这仅是与医生配合的一部分。现在我们想要讨论一下能够帮助改善您与医生合作关系的方法。

2. 集体讨论（头脑风暴法）:您和医生之间有哪些问题?

3. 以讨论出来的问题清单中的 2 ~ 3 个问题为例，进行解决。

让全组用"头脑风暴法"想出可能的解决方法，把它们写在黑板上或大白纸上，或让提出此问题的人记在自己的纸上。注意对这些建议不要做任何的评论或讨论。小组长也可说出自己的建议，但必须是在组内其他成员都参与提建议之后。

询问各个问题的提出者是否愿意采用上述的一些建议。如果愿意的话，愿意用哪一个? 并建议他（她）将有帮助的建议记录下来。记住，若说了 2 次或 3 次"可以，但是……"就转向下一个组员。

注意：不要忘记，使用"我"语句是语言交流问题的最好的解决措施。

4. 记住医生们也同样会有他们的难处：他们的工作有很多约束，例如时间限制、信息的缺乏（这是为什么要让医生知道我们病情变化的很重要的原因所在）。我们应该在每次看病的一开始时就说出我们的担心和关心的事情，而不要等到医生已看好了，您快要走的时候才问问题。

医生们在不能治好我们的疾病时会感到很受挫折。记住他们也是人，也需要一些积极的、好的反馈。一句充满温暖的话对交流的双方都是有利的。请讨论表 24 的内容。

表 24　如何与医生交流

准备：列出您最关心的事和问题。在看病的一开始就问医生，用"我"语句。同时向医生报告您的症状、您生活中的一些变化、所服药物等，以及过去请其他医生看的结果。如果您有 2 个或 3 个以上的问题的话，可把整张问题清单交给医生，但是您不要希望在一次看病时就全部得到这 2 个或 3 个问题的答案。

续表

> 问：有关您的诊断、检查、治疗和随访的问题。
>
> 重复：在看病讨论的过程中，要将讨论的关键点再复述给医生听，像诊断、预后、下一步的治疗方案、治疗措施等等。这给了您和医生双方一个机会去纠正交流中的误解。
>
> 采取行动：如果我们不理解医生所说的话，一定要让医生知道。如果可能的话，请医生能给您一个书面的指导。

课间休息　　　　　　　　　　　　　　　　10 分钟

活动 4　放松练习　　　　　　　　　　　　20 分钟

方法：

● 实践练习

1. 现在我们将有机会练习一次我们已学过的放松技巧。首先我们将做几次腹式呼吸，然后要么做"渐进性肌肉放松"，要么做"引导性想象"——请大家举手表决挑选哪个练习。

2. 让大家做 3~4 分钟的腹式呼吸，在大家还在做腹式呼吸时就开始朗读全组选定的放松的稿子（稿子印在下面）

或用录音机播放自制的磁带。

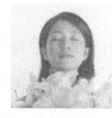

渐进性肌肉放松

详见第三课的活动 4

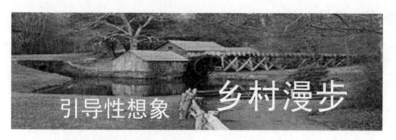

引导性想象　乡村漫步

详见第四课的活动 3

活动 5　回顾过去，展望未来　　　30 分钟

方法：

● 讨论

● 集体讨论（头脑风暴法）

● 讲课

● 解决问题

1. 就像我们在课上所讲的，得了慢性病就像走在一条有时平坦、有时崎岖的路上。在这 7 周里面，

我们主要了解了慢性病患者应该承担的自我管理任务。选择和我们疾病有关的特定的问题，用自我管理的办法来解决这些问题。

2.在过去7周里，在管理慢性病的道路上我们已经克服了很多困难，现在让我们回顾一下所学到的、能帮助我们打破恶性循环的各种技能和方法。

集体讨论（头脑风暴法）：在十课中我们已学习了哪些自我管理技能？（参见第三课的图2）

头脑风暴

讨论一下：集体讨论说出的技能如何用来打破症状的恶性循环？

提示，大家不必使用所有的技能。当我们碰到问题时，我们或许能找到一个、两个或三个有效的技能。

3.一个好的自我管理者能应用"目标设置"和"解决问题"等技能来帮助自己沿着这样的道路过上更充实、更快乐的生活。

现在让我们花几分钟考虑一下，在管理我们的健康问题上，下一步我们要采取什么样的步骤，我们用什么样的目标来指导下一步的工作？

4.让每个组员都说说他（她）的下一个目标，和为实现该目标，他（她）计划要采取的特定步骤和措施。小组长应通过先说出自己的目标和计划怎样去实现这一目标来开始这个活动。

5. 问问组员他们对于能够完成自己目标的自信心有多大。

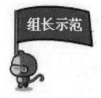

如果有人没信心，请他（她）找出所有可预料到的问题、障碍或他们可能遇到的挫折。从那些没信心的人说出的问题中选择 1～3 个问题（根据时间而定），让全组人员帮助找出解决问题的办法。

6. 让组员写下将来或许对他们有帮助的建议。

7. 让每个组员和大家一起分享在本课程中他（她）已经取得的成就（做到了的事情）。在每个人都报告完之后，问问所有小组成员他们是否注意到了这人还取得的其他一些东西。让有慢性病的组员先报告，然后叫其他人汇报。

8. 指出（如果刚才已经有人说过了，则强调）全组的每个人都取得了一个非常重要的成果：大家能互相帮助。如果我们能帮助别人走过崎岖的疾病之路的话，就不怕自己疾病之路上的困难。帮助他人的人会更快乐、更健康。建议在我们的生活中都去想办法成为对别人有用的人。

9. 叫全组成员为他们互相鼓掌祝贺并肯定他们取得的进步。

活动6 结束   5分钟

1. 鼓励组员以后继续打电话彼此给予支持。

2. 鼓励组员建立一个互助小组或加入一个现成的互助小组。

3. 提醒组员继续使用行动计划作为改变行为的工具。

5. 如果他们想要的话，将组员的通讯录（电话号码和地址）分发给他们。

6. 收回姓名卡。

7. 留几分钟回答可能的提问，如果小组长愿意的话，可以小聚会的形式结束，但该聚会要在下课之前结束。

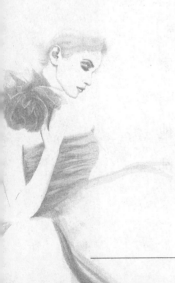

附 录

附录1　健康自我管理课程的教学方法

讲课

简单介绍实际情况、基本要求和释题。这些可以提供该课程的一些情况并解释一些基本概念。

基本要求：

● 解释讲课目的。

● 激励组员把其所遇问题和课堂内容相结合。

● 把《健康自我管理活动指南》中的图表及附录加以概括，在提出论题时点明。以此使小组长有效地开展工作并引起成员兴趣

● 不必把《健康自我管理活动指南》上的材料内容逐字逐句地告诉组员，也不要如此重复《健康自我管理手册》上的材料。

● 把精力集中在个人的优点上。

● 让小组长在短时间内讲述大量内容。

● 小组长可事先做好准备。

● 提供成员难以很快得到的信息。

● 简明叙及内容并按一定顺序进行，使组员易于接受。

注意点：

● 如果讲课准备得不充分或是进展不利会打消组员的兴趣。

● 被动地听课，不参加团体活动对组员不利。

● 组员可能会无法记住和理解课堂内容。

讨论

对于课题和课程中产生的问题可进行语言上的交流。讨论可在小组长的启发和帮助下进行。小组长要为组员交换意见和有关体会创造机会。

在慢性病的自我管理课程中，可进行全体讨论或者 2 ~ 3 个人的小组讨论。

好处：

● 每个成员都可参与。

● 个人实际经验和切身体会的交流丰富了书本和课堂教学内容。

● 教员和组员共同参与。

● 教员和组员可重复症状或者信念。

● 主动学习。

● 促进问题的解决。

● 彼此尊重，对持异议者也是如此。

注意点：

● 有人会滔滔不绝，从而影响他人陈词，小组长要细心帮助并鼓励每个人参与。

● 费时间，且易扯开话题。

● 小组长会较难发觉组员学了什么且学了多少。

小组长应该做的工作：

● 创造热情的、轻松的、利于讨论的氛围。

● 尊重每个讨论者及其言论。

● 接受他人的正确观点。

● 鼓励讨论者像他所说的那样做。

● 召集成员并分派任务。

● 倾听，强调并使成员的讲述明了。

● 整理概括成员所述。

● 要求提出合理的主张。

● 保持讨论的继续进行。

● 回顾和总结，突出重点。

小组长应避免的问题：

● 忽视讨论者的反应。

● 漠不关心。

● 公开或私自操作，包括和别的讨论者一同进行该种行为。

● 提供太多或者不足的大纲。

● 对讨论者及其反应作出评价或挑衅。

● 传教、说教、高谈阔论、痛斥某一观点或不必要地重复观点。

● 扯开话题或离题讨论。

可能产生的问题：

● 小组长陈述过多。

● 非全体参与讨论。

● 有的成员因害怕而不愿参加讨论。

● 有人独占话题阻止别人发言或和他人争论。

● 偏题。

● 有人采取敌视态度。

● 小组长起了消极作用。

集体讨论（头脑风暴法）

集体讨论是一种自由发表意见的形式。全体成员被提供一个相同的问题或题目，要求通过创造性的自发的言论提出最多的建议，而不是在讨论、判断、评估后提出建议。自由的气氛是必需的，当主意被提出时应立即把它们写下来。提出的主意越多越好，而非只要好主意。在所有的主意提出后，仔细地分析这些主意，分清并（或）解释可以做到的是哪些。

过程：

● 小组长让组员在读了《健康自我管理活动指南》的内容后就所产生的问题进行讨论，或者要求组员就课上提出的问题讨论解决的方法。

● 另一小组长把提出的主意写在图表上或黑板上。

● 引导讨论的小组长要具有鼓动性且要把握好方向；这样可使另一小组长及时做好记录。可用身体语言来帮助进行（如看着组员，点头等）。

● 如果提出的建议冗长且不明确，应让提出者解释该建议，如果提出者不能给予满意的答复。小组长应对其进行解释并要求提出者证实解释是否正确。在同意的情况下，方能记录下来。

● 小组长在提出建议的过程中不应加以评论。如果成员无法提出其建议，试着重新提出问题并作出简要的解释以使成员明确讨论的内容。同样，可给予全体时间等待及反应。通常会有人打破沉默发表些意见。如果还是不起作用的话，小组长可以先提出些意见。

● 如果出现奇怪的意见，也应该把它们记录下来而不是先去评论它们。如果班上有人开始讨论或提出疑义，让他们先提建议再对内容展开讨论。

● 在所有建议都记录下来后，让全体成员看看是否有不清楚的内容。如果有，让刚才提出该建议的人把它解释清楚。同样，小组长应分清那些不确切的和错误的意见，但不要指明其提出者。

示范和练习

参加者通过小组长的示范了解该做什么和怎么做。在小组长示范后，小组长应观察参加者是否做得正确。示范和练习是为了让参加者对该技能有更详细的了解。

基本要求：

● 解释该技能的目的及参加者应注意的细节。

● 简明扼要地指导，用参加者能理解的语句。

● 简单示范。

● 在示范时让成员操作该技能。

● 检查是否每个人都能正确操作，如果演习效果好的话，参加者应不看指导而独立操作。

● 概括、复习示范 / 练习的关键点，可在归纳小结后进行。

● 如果有人在练习中遇到困难，可在休息时或课后帮助他，避免影响原定课程的安排。

角色扮演

小组长和参加成员各自扮演一个角色。这种安排是为了给课堂讨论提供方便，以便于更好地洞察主题。小组长可以举例说明或让参加者各自演习。

基本要求：

● 小组长要分清角色（按故事中编排）。举例来说，一个成员可以扮成就医的患者，由小组长或另一成员扮演医生。

● 如果有人觉得扮演其角色有困难，让其他人帮助他。

● 避免让参加者演他们不愿演的角色。

● 不要过度。

好处：

● 给成员练习一项技能提供机会，并使其明白在实际生活中的情况。

● 有助于建立自尊和（或）自信。

● 鼓舞作用。

注意点：

● 参加者会紧张不安。

● 如果他们真的不想参加演出，他们会感到不自在或有被迫感。

● 为了使之有效，小组长应指导并组织好每个角色。

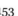

附录 2　在健康自我管理课程中如何处理各种不同情况

下面关于不同型别的人和潜在的艰难处境的描述，可促使您考虑在您讲授课程中如何去有效的处理。事先做好准备或许有助于您防止这样的问题。具体情况是各不相同的。因此，运用您的判别能力来决定怎样的建议在实际情况中是最有效的。

如果难以走出艰难的处境，与您的合作小组长、协调员、教练商讨，您会得到支持并能决定如何更好地去处理这些问题。

人物

1. 太健谈型的人——这是一种一直在滔滔不绝并看上去似乎要独霸讨论话题的人。

下面的建议或许对您有用：

● 提醒这个人我们想给每个人提供一个平等参与的机会。

● 通过总结相关的要点重新将重点集中到讨论上来，继续下去。

● 花些时间来倾听组外的人的意见。

● 委派或指定一个伙伴，让这个人和其他人去交谈。

● 使用身体语言，当您提问的时候不要看着他。您或许可以考虑背朝着他。

● 私下和这个人交流并称赞他的贡献，为了让更多的人参与进来寻求他的帮助。

● 感谢这个人提供好的评论，告诉他（她）您想让每个人依次回答这个问题。

● 告诉大家直到每个人都有了一次发言机会以后，您才会让一些人第二次发言。

2. 沉默型的人——这种人在讨论中不发言或在活动中不参与进来。

下面的建议或许对您有用：

● 仔细观察这个人想要参与进来的任何迹象（如身体语言），尤其在像"头脑风暴法"、"解决问题"这样的小组活动中。首先叫这个人发言，但只能在他（她）通过举手、点头等表示自愿的时候。

● 确保这个人在行动计划和反馈活动中参与进来。

● 在休息时和他们交谈，知道他们对这课的感觉怎样。

● 尊重这些实在不想发言的人的愿望，这并不意味着他们没有从课堂上学到什么。

3. "可以，但是……" 型的人——这种人同意原则上的一些想法，但随之重复指出这些想法不适合他（她）。

下面的建议或许对您有用：

● 承认组员的顾虑或处境。

● 求助于组内其他成员。

● 在这个人说了 3 次 "是的，但是……" 之后，陈述活动没有继续下去的必要，稍后再跟他交谈。

● 或许这个人的问题太复杂了，在小组里无法解决，或许真正的问题还没被确证。因此，课后和这个人再交谈，让活动继续下去。

● 如果这个人用 "是的，但是……" 来打断讨论或问题的解决，提醒他现在我们只想搜集主意，让他倾听，稍后如果有时间再来讨论这些主意。如果没时间，还是在休息或课后再和他交谈。

4. 不参与型的人——这种人不做回家作业（如阅读、行动计划、练习、放松等）。

下面的建议或许对您有用：

● 认识到来参加这课程的人比他们的慢性病情更复杂、多变。有些人除了光听并不乐意做更多的，有些或许已经做了很多，已觉得不知所措，尤其在重新被诊断之后。有些或许牵涉到太多而感到害怕了。另一些人可能正在做他们的家庭作业，但不想在课堂上谈论。不管什么原因，不要设想他没有在课堂上得到，尤其在他参加了每一课的学习后。

● 不要花额外的时间试图让这个人参与进来。

● 继续陈述家庭作业是为了帮助组员调整疾病的进程和让生活更容易控制而设计的。尤其是行动计划，更应该是组员想做的事。不要为任何一个组员委派或规定行动计划。

● 祝贺那些做了分配的任务的组员。

● 鼓励那些已完成了分配给的任务的人去分享他们获得的益处。

● 明白不是每件事都会在同一时间以同样的方式发生在每个人身上。

● 如果没有人做布置的任务或参与到班级活动中来，无论如何，这可能是小组长自己没有做好示范。

5. "好争"型的人——这种人持反对意见，经常是消极的，干扰小组的学习气氛。他（她）本质或许是好的，但被一些事困挠着。

下面的建议或许对您有用：

● 在控制中保持沉着镇静，不要让小组成员激动。

● 如果受到怀疑，澄清您的意图。

● 号召另一些人来帮忙。

● 和这个人进行一次私下交流，问他（她）关于对这门课的意见，有什么建议或批评。

● 如果他（她）有兴趣的话，告诉他课后您会和他深入探讨。

● 说明这门课已经被国内各种不同的医学专家组织评价了，您们将遵照这本被通过的手册。

● 和您的发起组织（医院或其他机构）来讨论这项问题。

● 建议这个人把他的建议或评论写信给：复旦大学公共卫生学院预防医学教研室 248 信箱，邮编 200032。

6. 愤怒或敌视型的人。愤怒或许和小组长、小组或班内的任何人都毫无关系。但小组长和小组成员都通常受到他不利的影响，可能成为他敌视的靶子。

下面的建议或许对您有用：

● 您自己不要生气，对火开火只会使"战火"升级。

● 和这个人有相似的身体状况，还是坐下吧。

● 用低沉、平静的语气。

● 在您可能的地方证实组员的感知、解释和情感。

● 鼓励一些公开讨论来证实您理解这个人的处境。试着专心地倾听并间接地表扬他在这些事例中的评论。

● 如果这个愤怒的人打击了另一个组员，立即制止这种行为，可以说些这样的话："在这个小组里没有地方容许这种行为，在这班级里我们希望互相尊重，互相提供支持。"

● 当没有解决途径看上去可被接受时，可以问"您想要我们做什么？"或"什么能使您快乐？"

如果这还不能消除这个人的怒气，告诉他（她）这个班级或许不适合他（她）。

7. 问题型的人——这种人有问不完的问题，有些与小组的活动主题并不相关，是用来为难小组长的。

下面的建议或许对您有用：

● 如果您不知道答案，可以直说，说："我不知道，但我会找到的。"

● 改变方向朝着小组："这是一个有趣的问题，谁愿意回答？"

● 在身体上更接近，表示稍后深入地讨论。

● 当您已经重复了问题之后，说："您有很多好的问题，我们课堂上没有时间探讨，为什么不找

到答案下周汇报给我们听呢？"（这也能成为下周的行动计划）

● 建议他答案能在书中找到。

转回到主题上来。

8.无所不知型的人——这种人经常打断别人，并加入一个答案、评论或意见。有时候这种人关于这个主题确实懂得很多，也有有用的东西可提供给大家。而另一些人是要和大家分享他自认为得意的理论、与小组活动不相关的个人经验和变化多端的治疗方案，浪费班级的时间。

下面的建议或许对您有用：

● 再次陈述一遍问题。

● 通过不再叫那个人发言来限制他。

● 在上课一开始就建立指导基准，在适宜的时候提醒组员，在这堂课上不讨论关于变化多端的治疗方案的信息，相反，稍后在这堂课要讨论一些评估这些治疗方案的指导基准。

● 感谢这个人提供积极的评论。

● 如果问题无法解决，引入辩论的原则：每个成员都有在一个问题上发言两次的权利，但只要组内其他成员没有发过言并渴望发言的话，他就不能发表第二次评论。

9.喋喋不休型的人——这种人带着其他的交谈话题，与坐在他（她）边上的人争论，或一直在谈论着私人的话题。这种人使人恼怒并打扰别人。

下面的建议或许对您有用：

● 停止所有的议程，安静地等待小组进入次序。

● 当您和班级的活动继续进行着的时候站在那个人边上。

● 安排座位时让一个领导坐在他的旁边。

● 重新陈述这个活动，把这个人拉回到当前的活动中来，或者说："让我重复一下问题。"

● 请这个人安静下来。

10. 哭泣型的人——有时候，小组讨论可能促使组内的一些人通过哭泣来表达出他们压抑、失落、悲伤或沮丧的心情。人可以有很多理由哭，他们或许觉得终于有人理解了他们的心情是怎么回事。这使他们觉得表达被压抑了很久的感情是安全的。哭通常是一种促进感情伤口愈合的方法。允许一个人哭对他是有帮助的，对小组成员间关系更密切，互相提供支持也是有好处的。您的任务是示意他可以哭，让他在班级成员面前不觉得尴尬。

下面的建议或许对您有用：

● 准备一盒面巾纸传给这个人。

● 承认哭是没关系的，有慢性病情是艰难的，然后和班级成员继续下去。

● 如果他哭得很厉害，一个小组长或许需要陪他走出教室看看是否有什么事需要去做，另一个小组长需和剩下的小组成员继续下去。

● 一般来说，如果没人试着去制止哭泣，在一段短时间里面，他自动会停止的。紧张释放了，这个人会好受些。组员会觉得和他更亲近了。

● 在休息或课后，问这个人是否好些了，是否需要什么帮助。支持这个人，告诉，他（她）哭泣是极正常、健康的行为,他（她）在这个班级里不是第一个哭的人。实际上，它发生得很频繁，将来也可能会这样。

11. 自杀倾向型的人——很少，您可能面对这样一些人：非常压抑，威胁要结束自己的生命或表现出极度的失望或绝望。

下面的建议或许对您有用：

● 记住您自身的局限，事先知道一个危急事件干预机构，您能立即求助于它。

● 私下和这个人交谈。一个小组长可以陪他走出班级，鼓励他得到帮助，这个小组长也可以提供给他社区里可以帮助他的机构的名称、电话号码和（或）地址。

● 如果这个人拒绝打电话给急救中心，您自己可以打过去，得到怎样处理这种情况的建议。

● 叫他打电话或允许您打电话给其家庭成员或朋友，叫他们来带他去急救中心。

12. 辱骂型的人——这种人在语言上攻击或断然批评另一个组内成员。

下面的建议或许对您有用：

● 提醒小组成员这里所有人都要互相支持。

● 建立一条小组规则，提醒每个人，每人都有权利发表一个意见。一个人或许不同意另一个人的想法，但在任何环境下都不允许人身攻击。如果继续辱骂，让这个人离开教室。

13. 卓越的旁观者——这种人有卓越的见解，他（她）说是出于好奇来参与的，他（她）对慢性病无所不知并应付得很好。

下面的建议或许对您有用：

● 如果这个人确实懂很多并应付得很好，课后您或许可以考虑和他接洽关于参加小组长培训的事宜。

● 如果这个人懂很多但做得并不好，您可以

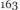

指出知识和行为之间的不同。这门课是为鼓励将自我管理练习结合到生活中去而设计的。

● 一个人如果感觉不舒服，觉得不是小组的一部分，他或许也能表现得很出色，如果是这样的话，用某种方式来包容他。

● 如果有人不想被重视，那就忽视他好了，他会觉得无聊，然后就离开或参与进来。

14. 不制订行动计划的人——这种人在订合约的时候继续做一些含糊的保证或根本不做保证。

● 问他（她）关于慢性病有什么问题或困难。为了有所改变，让他（她）们确证其将要采取的第一步措施，将目标降低。

● 告诉这个人，当其余人都有了一个目标后，您再让他发言，当听到别人的目标后，他（她）或许也能说出自己的目标了。

● 如果这个人拒绝作出保证，在休息时或会前或会后和他（她）交流，问他（她）为什么，如果您能确证他（她）不作保证的原因，您或许能帮助他（她）通过这个阻力或困难。无论如何，我们不能让任何人去做他（她）不想做的任何事。

● 继续转入下一个人身上，当班内的其他人都准备要参与的时候，不要给这个人太多的额外关注。

15. 困境中的人——是指那些有了问题，需要帮助或仅仅需要倾诉的人。

下面的建议或许对您有用：

● 全神贯注地听，他（她）提一些未被解决的问题时，听的时候要有反应。

● 如果5分钟之后这个人还没有讲完，还需要更多的时间来卸下心中的包袱，在休息或课后和他（她）交谈，因为您需要继续班级的活动。

● 不要为了这个人占用班级的时间，因为他（她）从其他需要得到帮助的组内成员那里拿走了时间。

课内练习

在课内您怎样让每个人都参与到放松和其他的活动中来呢？

下面的建议或许对您有用：

● 确保每个人都理解指示。

● 复习活动的好处。

● 建立我们将一起做这些活动的希望。

● 陈述根据各人的能力我们希望每个人都参与。

● 监督者会让其他人不舒服。

● 如果有人在好几次的机会或活动中都没参与，在休息时间问他（她）为什么，是否有您能帮忙的。

● 如果您说出了期望，大多数人都会参与的，说："现在我们将要做……"不要说："如果您喜欢，您能……"偶尔您或许会碰到有人不想做，如果您发现不是个别人不想参与，或许应该考虑您是怎样叫小组成员参与的，您作为领导是否示范得适当。

● 如果有人不习惯放松的方法，他（她）抵抗地闭上眼睛或舒展开他（她）的手或腿，不要强迫他（她）遵从。或许随着时间的推移，当他听到其他小组成员都喜欢这项活动之后，这个人将会更放松。

场所

创造一个没有威胁的氛围。您怎样才能创造一个鼓励分享的温暖、放松、友好的氛围呢？

下面的建议或许对您有用：

● 事先做好准备，当人到达的时候招呼他们，如果您愿意的话，可以提供饮料或点心。

● 把椅子围成一个圈，让每个人都能看到彼此。

● 微笑或使用幽默的话语。

● 用名字称呼人，通过使用姓名标签让每个人都知道彼此的名字。

● 在课程开始之前您自己先做一个放松动作，这样您作为一个小组长先放松了，做好教的准备。

● 通过告诉小组每个人都有一次回答的机会来建立讨论，问一些没有确切答案的问题，在转变主题之前给人们时间来回答，即使有30秒的沉默。

着手处理问题

当您不知道答案的时候，您怎么处理问题？

下面的建议或许对您有用：

● 如果您不知道答案，适宜的说法是"我不知道"。

● 如果您的指导者和小组其他成员知道答案的话，可以问他们。

● 您可以告诉小组成员到下周您将会找到答案。

● 建议小组成员到书中去查找答案，如《健康自我管理手册》或其他来源的材料（如果可能的话）。

● 如果您找不到答案，请您的健康自我管理项目合作者去帮您找到答案。

● 没有人能被指望知道任何事，无所不知是

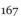

不可能的。

协作的小组长病假

如果您或您的合作小组长生病了不能来上课，该怎么办？

下面的建议或许对您有用：

● 补充一个替补者（必须是受过培训的小组长）。

● 如果您有一个由 3 个小组长组成的小组，剩下的两个或许能够教好课。

● 如果您只和另一个人一起教课，又找不到替补。如果您能联系到组员，或在教室的门上挂一块告示，可以延期会议。

● 您可以一开始准备一个意外的计划，为这个教室安排 8 周的时间，就为了以防万一（这对于只有两个小组长或因严寒的冬天、暴风雨、龙卷风等您不能来上课时，尤其有用）。

● 如果您觉得一个人可以上好课，并为一个人上课而做了很好的准备，向班级解释为什么另一个小组长缺席了。

医生的支持

健康自我管理需要医生的支持，因此，应该要求所在社区的医院指派专门的医生为健康自我管理小组提供医学咨询和指导。

放松

当放松操正做了一半的时候，如果电话铃响或有人敲门，该怎么办？

下面的建议或许对您有用：

● 处理这种事的最好办法是阻止，在门上放一块告示，写明正在做放松操，请不要打扰。

● 拔掉电话线或让电话录音。

● 其中一个小组长可以去处理这种打搅，除非他（她）太放松了，没有反应。

● 可以把这种打扰结合到原稿中去，例如，说："当我去接电话／开门的时候，继续放松，慢慢地深呼吸，我会很快就回来。"

上课时间不够

出于对您小组成员的尊重，在预定的时间结束您的课程是很重要的。无论如何，如果您连续地在没有完成的情况下就不得不结束上课，那么您得检查一下您自己的时间掌握得怎么样。

下面的建议或许对您有用：

● 通过例子表明您是有时间意识的。戴只手表，准时地开始和结束。

● 复习活动议程或把它记录下来，告诉小组成员关于时间的配置，请求他们的合作。

● 准备好所有的材料，事先准备好设备和图表。

● 在"头脑风暴法"讨论中，叫其他人帮您写。准备一只秒表或安排一个控制时间的人，可以告诉您什么时候讨论或小组活动该结束了。

● 和另一个小组长（您的搭档）合作，当时间到了的时候了，让您的合作者做一个"T"的手势。

● 如果已经延后了，只有压缩现在的程序。在班级组员问题或提意见上限制时间，告诉小组成员到书上去查更多的信息。

其他的陪伴者

夫妻、其他重要的人、家庭成员等被鼓励陪伴慢性病的患者来上课。这些人应作为积极的成员参与到健康自我管理课程中来，他们不能只坐着或在一边观望，他们是班级里登记过的成员。

让他们清楚参加每一课的学习是很重要的。班级大小是有限的，所以如果一对夫妻、其他重要的人或家庭成员等登记了要来参加，但不是规则、定期地参加，他们取代了其他人的位置，而那些人本应该是从这课中受益的。

伤害的控制

如果一个小组成员在您的课程中遭受了伤害，您将怎么办？

下面的建议或许对您有用：

● 作为一个保护性的措施，应该知道电话在哪里，知道要打的号码（如 120）。

● 首先考虑的是尽快为这个人提供所需要的帮助，当您等待救援来到的时候，给伤者提供舒适的环境。

● 您怎样反应取决于伤者的严重程度。如果伤很重，您很可能不会继续再上课；如果伤很轻，合作小组长可以继续课程。

● 一旦合作小组长看到已有人照顾伤者了，应该使大家的注意力重新集中到小组其余人的需要上来。

● 如果事故发生了，即时的需要处理了，一定要通知健康自我管理项目合作者。

● 对所发生的事做一个备忘录是很有帮助的，并把它提供给健康自我管理项目合作者。

● 记住，防患于未然，通道要干净。

健康自我管理课程改革建议表

姓　名：　　　　　　　　　　日　期：

单位和地址：

请写下您对健康自我管理课程的内容和方法需要添加、删减或改变的建议。如果您提出的建议是要替换一个现有的课程活动，请写明期号及活动的数字。如本表篇幅不够可写在本表背面或附加纸张。

_____

_____

_____

_____

请写下您建议这个改变的理由：

_____

_____

_____

_____

附录3 制作挂图的样板

为课程设置的图表仅显示要求的内容。

我们建议小组长自行制表，这有助于他们更好地知道课程内容。他们不需要看上去像"专家"一样。

图表从隔开的格子内应该容易被阅读。因此，他们应该画在标准的图表纸上，大约"27厘米×32厘米"。

关于图表附加的话：

● 有用轻的、理想的塑料制成的统计图纸，不用夹子就能黏在墙上。它们能容易地被卷起来，方便携带。这些统计图纸比一般纸要贵一些，但值得，它们也比一般纸能使用长久些。

● 如果您使用的图表纸，有一些淡蓝色的格栅印在上面，这格栅让您能够在一条直线上写，也能估计出距离。

● 不要使用淡蓝色的记号笔，或黄色、橙色的，这些颜色的记号笔写出来的字看起来不清楚，除非您离它们很近。黑色、深蓝、红色、深紫色、深绿色笔是最好的。

● 在您小组长的手册上用斜线画的图表材料

可以用淡的笔加到表中去，这样，它们可以被小组长看到，但在组员眼里看来显得简洁明了。

附表 1　慢性病带来的后果

附表 2　课程概要

内容	1	2	3	4	5	6	7	8	9	10
自我管理和慢性病的概述	√									
目标设定/制订行动计划	√	√	√	√	√	√	√			
反馈/解决问题		√	√	√	√	√	√			
健康及其影响健康的因素	√									
锻炼的介绍		√	√							
改善呼吸			√							
处理生气/害怕/灰心沮丧			√							
放松/症状管理			√	√	√	√	√	√	√	√

续表

内容	1	2	3	4	5	6	7	8	9	·10
戒烟				√			√			
限酒				√						
平衡膳食					√					
自我交谈					√					
交流的技巧					√					
烹调的技巧						√				
急救的处理						√				
寻找和利用社区资源						√				
压力的管理							√			
四季健康								√		
食品安全								√		
药物使用									√	
如何管理检验报告									√	
告诉卫生保健人员信息										√
与医生配合										√
将来的打算										√

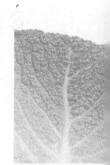

附表3 任 务

- 按时参加每期课，不缺席
- 随意提问
- 完成家庭作业
- 对一项新的活动内容至少应尝试2周的时间
- 制订并完成周行动计划
- 每周给您的伙伴联系

附表4 自我管理任务

- 照顾好您所患的疾病
- 完成您的日常活动
- 管理您因患病所致的情绪变化

附表5 行动计划的组成部分

- 是您想要做的事情
- 合理
- 改变特定行为
- 回答以下问题：

  做什么？

  做多少？

  什么时候做？

  一周做几次？
- 自信心7分或7分以上

附表 6　解决问题的步骤

1. 发现问题。

2. 列出建议。

3. 选择其中一种。

4. 评估试用的结果。

5. 换用另一个建议。

6. 向别人寻求帮助。

7. 接受这个问题目前还无法解决的事实。

附表 7　健身锻炼计划的三部分

1. 热身运动。

2. 耐力锻炼。

3. 放松整理运动。

附表 8　耐力锻炼的标志

● 心率增加

● 呼吸频率增加

● 流汗

附表 9　耐力锻炼的原则

● 频率

● 持续时间

● 强度

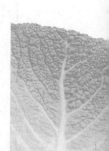

附表 10　如何测定锻炼强度

● 谈话测试

● 自我评分

● 监测您的脉搏

附表 11　警　告

● 锻炼后不应增加症状。

● 在锻炼时能够说话和唱歌。

附表 12　气短的原因

● 吸烟

● 肺部受损

● 心脏衰弱

● 氧耗的增加

● 气道狭窄

● 红细胞数量减少

● 海拔高

● 超重

附表 13　认知性症状管理方法

● 肌肉放松

● 引导性想象

● 自我交谈

● 分散注意力

● 形象化想象

● 祈祷和冥想

附表 14　三餐膳食食物搭配原则

- ● 食物多样，谷类为主，粗细搭配
- ● 多吃蔬菜、水果和薯类
- ● 每天吃奶类、大豆或其制品
- ● 常吃适量的鱼、禽、蛋和瘦肉
- ● 减少烹调油用量，吃清淡少盐膳食
- ● 食不过量，天天运动，保持健康体重
- ● 三餐分配要合理，零食要适当
- ● 每天足量饮水，合理选择饮料
- ● 如饮酒应限量
- ● 吃新鲜、卫生的食物

附表 15　每天能量需要量（千卡/千克理想体重）

体 型	体力活动		
	轻	中	重
偏瘦	35	40	40 ~ 45
正常	30	35	40
肥胖	20 ~ 25	30	35

附表 16　如何使自我交谈给您带来积极的作用

- ● 写出自我泄气的想法
- ● 将它们变为合理的、有益的自我交谈
- ● 排练
- ● 实践
- ● 要有耐心

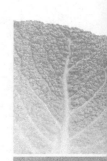

附表 17 分散注意力

● 什么时候进行——进行短暂的、令人厌烦的活动或睡觉时

● 怎么做——将注意力集中到症状之外的事情上

● 要当心——不要忽视您的症状

附表 18 建立一个互助小组

1. 制订一个计划。

2. 寻求帮助，分配任务给有兴趣参加的人。

3. 选择好小组成立的日子。

4. 发邀请函。

5. 给大家打电话再确认一下。

6. 成立会上要合理安排社会、教育活动和其他的事务。

附表 19 压力的分类

重要性	紧迫性低	紧迫性高
高	事业发展	会见重要客户
	个人技能发展	出席会议做报告
	访问朋友	就医
	保持健康体质	付账单
低	个人管理	接电话
	社交活动	条件反射性的惊慌
	娱乐	婴儿啼哭

附表 20   影响健康的原因

- 遗传因素

- 医疗条件

- 自我保健，包括合理营养、运动、戒烟、限酒、保持合适体重等，这些都会在相关章节中介绍

- 社会因素

- 环境因素，包括气候因素。因此我们将在本章节中介绍关于四季健康的管理

附表 21   药物治疗的目的

- 通过化学反应减轻症状

- 防止发生更多的问题

- 改善病症或延缓疾病的进展

- 补充身体不再产生的物质

附表 22   药物治疗中的问题

- 药物的不良作用

- 药物之间的拮抗作用

- 如何记住（服药）

- 药物费用

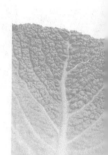

附表23　病人在药物治疗方面的责任

- 告诉医生您服用的所有药物和剂量
- 确定您需要服哪些药
- 选择恰当的药物
- 向医生报告每种药的效果
- 尽量服用处方药
- 如果您没按医嘱服药，请告诉医生

附表24　如何与医生交流

- 准备
- 问
- 重复
- 采取行动

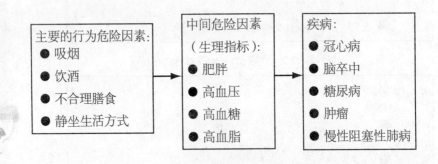

附图1　常见慢性病及其共同危险因素之间的内在关系

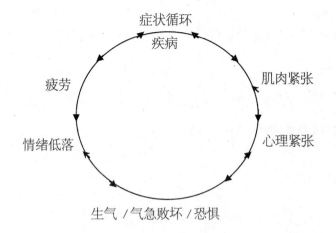

附图 2　症状循环

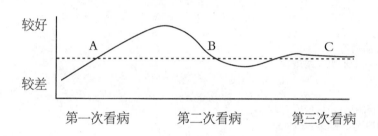

附图 3　疾病的变化轨迹

图书在版编目(CIP)数据

健康自我管理活动指南/傅华,傅东波,丁永明编著.—上海:复旦大学出版社,
2009.9(2017.6 重印)
ISBN 978-7-309-06818-4

Ⅰ.健… Ⅱ.①傅…②傅…③丁… Ⅲ.保健-基本知识 Ⅳ.R161

中国版本图书馆 CIP 数据核字(2009)第 139112 号

健康自我管理活动指南
傅 华 傅东波 丁永明 编著
责任编辑/魏 岚

复旦大学出版社有限公司出版发行
上海市国权路 579 号 邮编:200433
网址:fupnet@ fudanpress.com http://www.fudanpress.com
门市零售:86-21-65642857 团体订购:86-21-65118853
外埠邮购:86-21-65109143 出版部电话:86-21-65642845
上海市崇明县裕安印刷厂

开本 787×960 1/16 印张 12 字数 92 千
2017 年 6 月第 1 版第 8 次印刷

ISBN 978-7-309-06818-4/R·1104
定价:24.00 元